이지함 피부과
임하성 원장의

아름다운 몸, 건강한 몸을 위한

목욕 건강 30분

임하성 지음

가림출판사

책머리에

최근의 웰빙 열풍과 반신욕 바람을 타고 목욕 인구가 크게 늘었다고 한다. 특히 얼마 전 모 방송 프로그램에서 반신욕의 효능과 사례를 소개한 것이 그 계기가 되었다. 집에서 반신욕을 하는 사람이 늘어남에 따라 서울시 수돗물 사용량도 크게 늘었다고 하고, 인터넷 홈쇼핑이나 케이블TV 홈쇼핑에서 반신욕에 관한 용품들이 날개 돋힌 듯이 팔린다니 그 여파를 가히 짐작할 만하다. 반신욕 열풍은 우리 나라에서 크게 유행하고 있는 웰빙과도 사회적으로 연결된다. 화려한 화장에 명품 핸드백을 든 여성보다 깨끗한 피부에 요가를 즐기는 가벼운 옷차림의 여성을 꿈꾸는 시대가 온 것이다. 즉 웰두잉(well-doing)이나 웰해빙(well-having)이 아닌 웰빙(well-being)을 더욱 선호하는 것이고 어찌 보면 더 바람직한 일일 것이다. 어떤 행위나 소유에 근거하는 것이 아닌 존재 자체로서 의미를 추구하는 것이므로 보다 인간 친화적인 동시에 자연 친화적인 아유르베다(Ayurveda : the science of healthy living) 의미를 담고 있다. 또한 경제적·사회적 능력을 떠나 자기 자신을 아끼는 마음과 노력만 있으면 어느 누구라도 가능하다는 면에서 요가와 목욕, 반신욕, 스파 등이 웰빙과 연결될 수 있다.

한의학적 관점에서 반신욕을 소개한 책들은 그 방법이나 효능을 자세히 설명하고 있다. 마니아들에 따르면 간질환, 당뇨, 혈압, 심장병, 피부병 등 반신욕이 치료할 수 없는 질병은 없어 보인다. 이에 저자는 의사로서보다는 과학적인 현대의학의 관점에서 반신욕의 장점에 대해 정확하게 말하고자 한다. 또한 전신욕이라고 무조건 반신욕에 비해 나쁜 것만은 아니다. 대개 일반 목욕의 효능이 반신욕만의 유일한 효능인 양 알려져 있기도 하다. 따라서 전반적인 목욕의 효능과 이와 비교해 반신욕만의 고유한 효능을 구분하여 알아보려 한다. 아무리 좋은 도구라도 그 올바른 사용법을 모르면 오히려 해가 될 수 있다. 목욕문화가 발달한 일본의 경우 초기에 잘못된 목욕법으로 인한 심장마비 등의 사고가 잇달았다. 그 후 목욕 전문가를 양성하고 교육시킴으로써 사고율을 현저히 낮추었다고 한다. 반신욕 열풍이 부는 지금이 우리가 바른 목욕법을 알아야 하는 바로 그 시기라고 생각한다.

우리 몸의 50~70%가 수분으로 이루어져 있고 우리가 살고 있는 이 지구도 전체 중 70%가 물로 덮여 있음을 고려한다면 인간에게 있어 물은 생명의 근원 그 자체이다. 따뜻한 목욕에서 느끼는 포근함이나 안정감, 시원한 샤워 후에 느끼는 상쾌함은 바로 여기서 출발한다고 할 수 있다. 따라서 최근에는 마시는 물의 중요성이나 목욕의 효과에 대해 많은 사람들이 관심을 가지고 일부에서는 치료의 영역으로까지 확대되고 있다.

반신욕이 동양의 물치료의 대표적인 방법이라면 고대 그리스나 로마 때 크게 발달한 목욕탕 문화, 이후 북부 유럽의 사우나, 독일·프랑스 등 유럽에서 활발하게 치료의 개념으로 통합된 스파 등이 서양의 물치료의 대표적인 방법이라 할 수 있다. 이러한 동서양 물치료의 놀라운 효과와 적응증을 안다면 바쁘게 살아가는 현대인들에게 더욱 효과적이고 확실한 건강 증진 방법을 제공할 수 있다고 생각한다.

기존의 의학(서양의학, 정규의학)은 과학과 논리를 바탕으로 하기 때문에 아직까지는 과학적 근거가 부족한 자연 치료나 경험적 치료를 기본으로 하는 대체의학(서양에서 보는 한의학, 자연의학)에 해당하는 부분을 간과해 왔다. 최근에는 전인적·예방학적 치료에 대한 환자들의 요구와 의사들 자신들이 느끼는 필요성이 커짐에 따라 이러한 분야에 대한 과학적 연구가 조금씩 더 이루어지고 있다. 그러나 이보다 조금 더 빠르게 신문이나 매체 등에서 다양한 대체 의학이 소개되고 있고 그 인기는 점점 더 높아지는 것 같다. 여기서 저자가 강조하고 싶은 것은 수천 년 간의 경험에서 쌓여 온 자연의학에 대한 무조건적인 편견만큼이나 자연치료 자체에 대한 환상 또한 위험하다는 것이다. 즉 옛날 사람에게는 없던 성인병은 많아졌지만 원시인들에 비해 현대인의 평균 수명은 50년 가까이 길어졌다는 사실이다. 또한 약초도 잘못 쓰면 독초가 되어 사람을 해할 수 있고 은은한 아로마도 너무 과하면 암을 유발할 수도 있다. 자연주의가 바로 안전을 의미하는 것은 아니다.

여기에서 깨달을 수 있는 것은 이 두 시소 사이의 균형을 잡아야 하고 더 나아가서는 통합 체계화되어야 한다는 것이다. 자연의학에서 하나의 중요한 치료법이 바로 물치료(씻는 물, 마시는 물 모두 해당된다)이다. 물치료법 역시 경험적·역사적으로 동서양 모두에서 많은 임상적 적용이 있어 왔으나 통제된 임상 실험 연구 결과가 부족하여 비판받아 왔다. 그러나 각각의 치료나 효능, 체계화된 생리학적 영향에 대한 연구는 1960년대 독일·오스트리아·프랑스에서 비로소 시작되었고 현재도 현대의학의 중심지인 미국보다는 유럽을 중심으로 이루어지고 있다. 이러한 여러 연구에 따르면 긍정적인 결과가 잇따라 보고되어 왔다.

따라서 저자는 이러한 자연치료, 물 치유를 좀더 과학적이고 객관적인 방법으로 소개하고 실제로 건강을 증진시키고 아름다움을 이루는 방법으로 활용하고자 한다. 요즘과 같은 정보의 홍수 속에서는 오히려 정확하고 신뢰 있는 정보가 더욱 필요하다.

마지막으로 도움을 주신 출판사 식구들, 가족, 친구들, 병원식구들에게 감사의 말을 전한다.

2004년 9월

임하성 *Haseonglim*

CONTENTS

차례

책머리에 _7

CHAPTER 1 목욕 치료

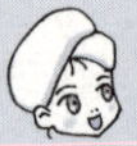

세계의 목욕 역사 _18
>>> 서양의 목욕 역사 _18
>>> 동양의 목욕 역사 _20

목욕을 하면 좋은 이유 _21
목욕 치료가 적당하지 않을 경우 _29
목욕을 할 때에 주의할 점과 목욕을 하는 올바른 순서 _32

CHAPTER

2 여러 가지 목욕법

온욕·온탕욕 _40
냉욕·냉탕욕 _42
냉온욕 _45
사우나 _47
부분욕 _50
>>> 수욕 _50
>>> 족욕 _51
>>> 각탕 _51
>>> 좌욕 _52

CHAPTER

3 반신욕

반신욕의 유래 _58
반신욕을 하면 좋은 이유 _60
반신욕 방법 _64

CHAPTER 4 스파 테라피

스파의 역사 _75
스파의 종류 _78
스파를 해서는 안 되는 사람 _80
해양 치료 _81
>>> 머드 _81
>>> 해초 _83

CHAPTER 5 데이 스파

샤워·목욕 치료 _89
>>> 샤워 _89
>>> 관수 _91
>>> 전신욕 _91
>>> 부분욕 _93

전신 치료·관리 _94
>>> 하이드로테라피 _95
>>> 전신 피부 관리 _95

부분집중 치료 · 관리 _ 100
>>> 셀룰라이트, 등, 가슴, 종아리 등의 특수 부분 관리 _ 100
>>> 셀룰라이트 _ 100
>>> 가슴 _ 101

CHAPTER 6

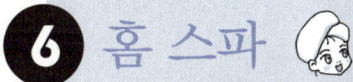
홈 스파

집에서 즐기는 스파! 분위기 만들기 _ 106
피부 타입별 목욕법 _ 109
클렌징 바디 제품 _ 110
목욕 후 바디 케어 제품 _ 113

CHAPTER 7

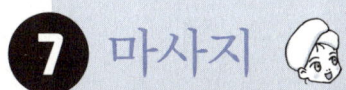
마사지

마사지의 역사 _ 118
마사지의 종류 _ 119
마사지의 여러 동작 _ 122
마사지 효과의 기전 _ 123
마사지를 하면 안 되는 경우 _ 126

CHAPTER

8 아로마 테라피

아로마 오일의 종류 _ 131
>>> 아로마 에센셜 오일 _ 131
>>> 아로마 캐리어 오일 _ 132
>>> 플로랄 워터 _ 133

아로마 테라피시 주의할 사항 _ 134

아로마 목욕법 _ 138
>>> 라벤더 _ 139
>>> 카모마일 _ 140
>>> 유칼립투스 _ 140
>>> 제라늄 _ 141
>>> 일랑일랑 _ 142
>>> 로즈마리 _ 139
>>> 자스민 _ 140
>>> 스위트 오렌지 _ 141
>>> 페퍼민트 _ 142
>>> 티 트리 _ 142

각 증상에 따른 추천 오일 _ 143

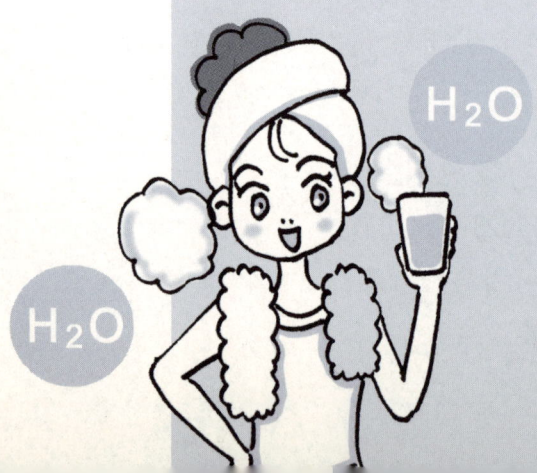

CHAPTER 9 천연 입욕제 즐기기

주변에서 흔히 구할 수 있는 천연 입욕제 _ 148
- 솔잎욕 _ 148
- 인삼욕 _ 149
- 녹차욕 _ 150
- 원두 커피욕 _ 151
- 오이욕 _ 152
- 레몬욕 _ 154
- 우유욕 _ 155
- 소금욕 _ 156
- 청주욕 _ 157
- 쑥욕 _ 149
- 마늘욕 _ 150
- 알로에욕 _ 151
- 당근욕 _ 152
- 장미욕 _ 153
- 사과욕 _ 154
- 해초욕 _ 156
- 식초욕 _ 156

천연 입욕제를 섞어서 나만의 목욕을 즐겨 보자 _ 158
- 우유와 꿀, 장미꽃잎, 가장 좋아하는 아로마 오일 _ 158
- 목욕 후 나만의 천연 바디 모이스처라이저도 해보자 _ 158

CHAPTER 10 오피스 스파, 오피스 웰빙

오피스 스파, 오피스 웰빙 _ 158

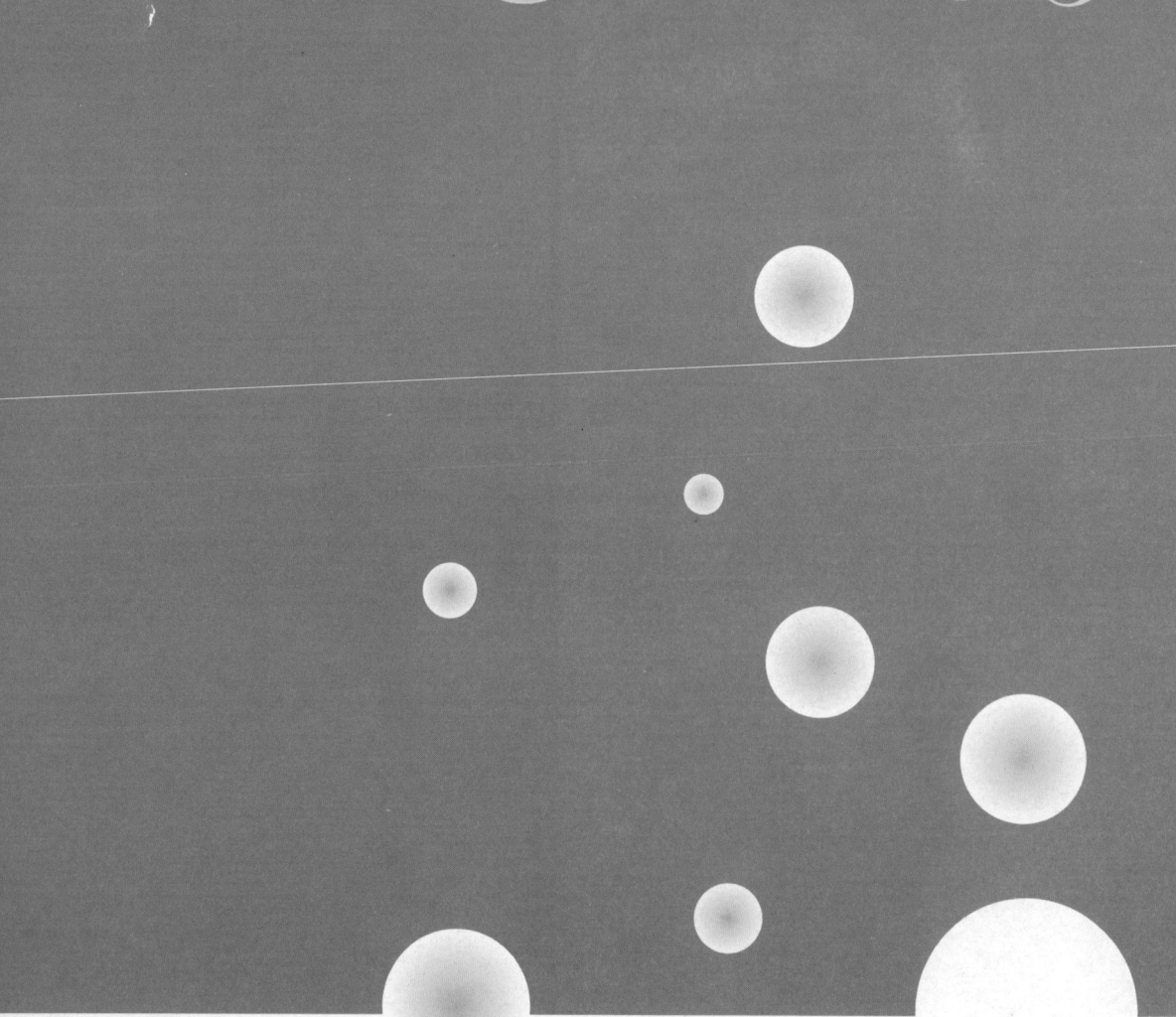

Bathing therapy

CHAPTER 1

목욕 치료

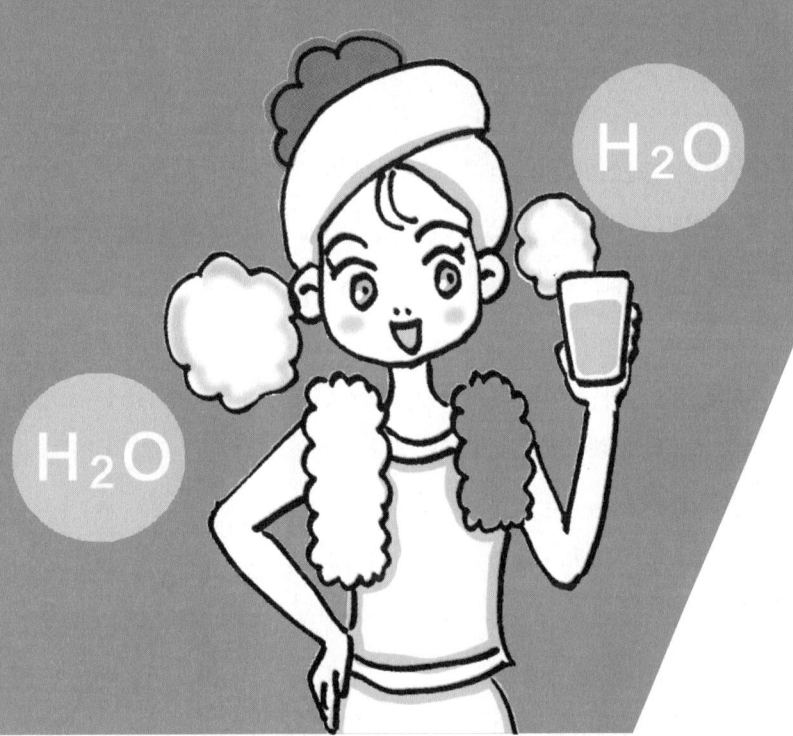

세계의 목욕 역사

 서양의 목욕 역사

고대 그리스의 스파르타에서는 뜨거운 공기의 사우나와 냉탕의 입욕을 시행하는 목욕법이 있었고, 청결과 치료를 위해 목욕문화가 성행했었다. 이후 로마시대에는 다양한 목욕법이 있었는데 발니아(balneae), 떠말(thermal), 테피다리움(tepidarium), 라코니움(laconium) 등의 이름으로 불렸다. 로마 사람은 한때 목욕으로만 하루에 1400*l*의 물을 소비했다고 하며 새로운 정복지마다 그들의 목욕탕을 지었다고 한다. 이것들은 아직도 유럽 곳곳에 유적으로 남아 있다.

또 북쪽의 추운 나라 핀란드와 러시아에서는 혹심한 추위와 거친 노동으로 피로해진 몸을 풀기 위해 일찍이 2천 년 전쯤부터 독특한 목욕법이 유래되었는데 이것이 지금의 사우나이다. 소나무나 가문비나무로 지은 오두막에서 시작되어 처음에 savne, suonje, snownje 등의 이름으로 불리

였으며 이후 핀란드 올림픽 선수단에 의해 세계로 전파되기 시작하여 제1차 세계대전 때는 러시아의 배니아(bania)로 불리는 증기목욕과 함께 군인들에 의해 세계 각지로 전파되기 시작했다고 한다.

이후 좀더 높은 습도에서 행하는 증기목욕이 터키 등 이슬람 세계에서 유행하였고, '데우다, 가열하다' 의 의미인 하맘(hammam)으로 불리었다. 이것은 종교적인 신성한 장소로, 때로는 간단한 차를 마시는 사교의 장소로도 사용되었다고 한다. 그러나 우리 나라에서는 한때 터키탕하면 불법 윤락 퇴폐업소의 대명사처럼 쓰였는데 1990년대 말 터키대사관의 항의를 받고 더 이상 그 이름을 쓰지 못하게 되었다는 일화가 있다.

뿐만 아니라 고대 아메리카의 아즈텍 문명에서도 스페인이 침입하기 전까지는 목욕문화가 왕성하게 발달했음을 증명해 주는 많은 유적지가 있다고 한다.

동양의 목욕 역사

　동양에서는 주로 일본의 목욕문화가 세계에 알려져 있는데, 일본은 일찍이 습한 기후와 많은 온천을 배경으로 온천욕이 널리 유행되었다. 이는 Sentoo, o-furo의 이름으로 불리며 남녀혼탕이라는 특이한 풍습으로 더욱 유명해지기도 했다. 반신욕이 우리 나라보다 이러한 일본에서 먼저 주목을 받은 것은 어쩌면 당연한 것일지도 모른다.

　당나라 현종의 왕후인 양귀비 또한 동양의 가장 호화로운 목욕탕에서 미모를 가꾸었다고 한다. 옥련탕이라고 불리는 사과꽃 모양의 길이 19m, 폭 7m에 이르는 온천수에 장미꽃잎을 뿌려 놓고 30명의 미소년의 합창을 들으면서 목욕을 즐겼으며 때로는 현종과 유희를 즐기기도 했다고 한다.

　우리 나라에서도 신라의 시조 박혁거세의 왕비 알영의 목욕 신화가 있고, 조선시대 때 세종대왕은 한증법을 만들어 환자들의 건강을 증진시키는 방법으로 이용했으며, 숙종은 반신욕과 족욕으로 건강을 관리했다는 기록이 남아 있다. 또한 서민들에게도 단오에 창포를 삶은 물에 머리를 감는 풍습 등이 면면히 남아 있다.

목욕을 하면 좋은 이유

　목욕은 단순히 몸을 씻어내는 역할뿐만 아니라 꾸준히 반복해 주면 건강을 증진시키고 질병을 낫게 하는 등 효과가 매우 다양하다. 여기에는 물의 기본적인 성질에서 기인한 공통된 효과뿐만 아니라 반신욕, 전신욕, 부분욕, 사우나 등 그 하는 방법의 차이에 따른 고유의 효과도 있다.

● **물의 기본적 성질과 관련된 효과**

　첫째, 물의 물리적 성질인 부력(buoyancy)이다. 즉 우리가 수영장이나 욕조에 몸을 담갔을 때 몸이 뜨면서 가벼워지는 느낌, 중력에서 자유로워지는 느낌이 드는 것은 이 때문이다.

　둘째, 수압(hydrostatic pressure)이다. 욕조에 가득 채운 물의 무게는 540kg에 해당되며 전신욕 때 가슴둘레와 복부둘레가 1~4cm 줄어든다고 하니 수압이 심폐기능에 미치는 영향을 간과해서는 안 된다. 이러한 면에서 사우나나 반신욕이 우리 몸을 더 편하게 할 수 있는 이유가 설명된다.

　셋째, 물의 온도(thermal effect)에 따른 효과이다. 물이 따뜻한 지, 뜨거운 지, 차가운 지에 따라서 교감·부교감 신경계나 혈관계에 미치는 작용이 달라진다.

　넷째, 물 속의 미네랄(mineral effect) 성분의 영향이다.

　먼저 이에 따른 공통된 효과를 알아본 후 각 시행 방법의 특징과 효과에 대해 알아보겠다.

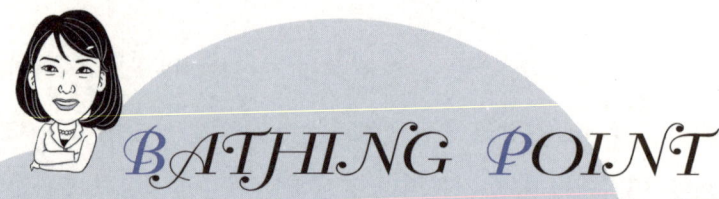
BATHING POINT

❶ 청결을 유지한다.
❷ 긴장을 완화시킨다.
❸ 기분을 전환시킨다.
❹ 혈관계를 조절해 준다.
❺ 근육과 관절의 긴장을 완화시킨다.
❻ 혈액순환을 개선하고, 신진대사를 촉진한다.
❼ 땀과 독소물질을 몸밖으로 배설시킨다.
❽ 불면증을 낫게 한다.
❾ 만성 기관지 질환과 감기의 증상을 낫게 한다.
❿ 면역기능을 강화시킨다.
⓫ 좋은 피부로 가꾸어 준다.
⓬ 웰빙, 육체와 영혼의 건강

❶ 청결을 유지한다

피부표면의 때(피지와 세균, 노폐물, 각질 등으로 이루어진)를 없애줌으로써 청결을 유지시키는 가장 근본적인 역할을 한다. 더 나아가 동서양을 통틀어 역사적으로 목욕 자체에 마음과 영혼을 정결하게 하는 의미를 부여하기도 했다.

❷ 긴장을 완화시킨다

목욕을 하면 우리 몸의 교감·부교감 신경계에 변화가 온다. 즉 차가운 물로 샤워를 하거나 짧은 냉탕욕을 하면 교감 신경계를 자극하여 말초 혈관계를 수축시키고, 기분을 상쾌하게 한다. 일반적으로 체온보다 약간 따뜻한 37~40℃의 약간 따뜻한 물에 서서히 편안하게 10~20분 정도 몸을 담그면 부교감 신경계가 자극되어 신경이 안정되고 긴장이 풀어진다. 아침에는 찬물 샤워를, 저녁에는 따뜻한 물로 목욕하라고 권하는 이유가 바로 이러한 이유 때문이다. 그러나 목욕물의 온도나 시간에 따라 이러한 균형은 달라지므로 자세한 설명은 뒤에 하기로 한다. 하지만 이러한 신경계의 변화는 몇 시간 이상 지속되지 않기 때문에 불면증으로 고생하는 사람들의 경우 잠들기 1~3시간 전에 온욕을 하는 것이 적당하다.

❸ 기분을 전환시킨다

우리 몸의 각종 생리현상을 주관하는 호르몬을 변화시킨다. 즉 시상하부 - 뇌하수체 - 부신으로 이루어지는 호르몬의 분비량에 미세한 변화가 오며, 레닌 - 인지오텐신 - 알도스테론·항이뇨펩타이드 등의 수분밸런스를 주관하는 호르몬, 성장호르몬, 엔도르핀 등이 증가한다. 운동 후 느끼는 상쾌함이나 긍정적이고 낙천적인 자세를 목욕 후에도 느낄 수 있는 이유는 엔도르핀의 증가에서 원인을 찾을 수 있다. 그러나 아쉽게도 이러한 변화는 몇 시간 이상은 지속되지 않는다.

❹ 혈압을 조절한다

적절한 온탕욕은 말초혈관을 넓혀 혈압을 떨어뜨린다. 그러나 너무 높은 온도에 또는 따뜻한 물인 경우도 급속히 또는 길게 노출되는 경우, 반대로 너무 찬 샤워나 목욕은 고혈압 환자에게는 위험하다. 전신욕의 경우 수압에 의해 고혈압 환자나 노인들, 허약한 사람들은 심장에 무리가 올 수 있고 임산부의 경우도 마찬가지이다. 따라서 전신욕을 할 때는 건강한 사람의 경우도 10~15분 정도가 적당할 것이다. 여기서 반신욕이나 사우나의 장점을 주목할 필요가 있다. 즉 반신욕이나 사우나의 경우 수압의 부담이 없기 때문에 전신욕에 비해 혈압강하 효과가 뛰어나고 편안함을 느낄 수 있는 것이다.

❺ 근골격계의 긴장을 완화시킨다

물의 부력에 의해 몸이 가벼워지기 때문에 하루 종일 뭉쳐 있던 근육이나 굳어 있던 관절들의 통증이나 긴장부하를 덜어 준다. 또한 만성 허리 통증 환자나 류머티즘 환자, 퇴행성 골관절증 환자, 만성 건초염 환자는 극단적인 무게의 치우침 없이 전체적으로 균형 잡힌 운동을 할 수 있게 되어 재활치료에 널리 쓰일 수 있다. 그리고 근육으로 가는 혈액량도 증가되기 때문에 근육의 피로를 주는 노폐물인 젖산 등을 효과적으로 제거할 수 있다.

❻ 혈액순환과 신진대사를 촉진시킨다

건강의 가장 기본은 혈액순환이다. 즉 폐와 심장을 통과하면서 산소와 영양분으로 가득 찬 동맥혈이 조직으로 새로운 피를 전달하고 이후 피곤한 세포들에서 이산화탄소와 노폐물을 전달받아 다시 심장과 폐로 들어간다. 이러한 순환이 특히 근육과 피부로 활발히 일어나기 때문에 몸의 신진대사가 촉진되고 독소가 배출되며 에너지 소비가 증가한다.

❼ 땀과 독소의 배설을 촉진시킨다

특히 피부와 호흡계로의 혈액순환이 늘어남으로써 땀과 중금속 물질의 배설이 늘어난다. 목욕은 호흡을 촉진하기 때문에 이로 인한 독소 배출량이 증가할 뿐 아니라, 목욕 후 피부와 소변에서 소디움, 포타슘, 납, 카드뮴, 아연, 구리 등의 좀더 많은 중금속 물질이 검출된다는 보고가 있기도 하다. 특히 전신욕의 경우 몸의 대부분이 물에 잠겨 있기 때문에 머리만이 발한을 하는 유일한 장소가 되지만 반신욕의 경우는 상체와 머리에서 골고루, 사우나의 경우는 전신에서 발한과 노폐물 배설이 활발히 일어난다.

> *Tip*
>
> 목욕이 신진대사와 에너지 소비를 촉진시키기는 하지만 이러한 에너지 소비 자체가 체중감소를 일으킬 정도로 크지는 않다. 즉 1회 20~30분 동안 목욕을 하면 1km를 달린 정도의 에너지 소비가 있다고 하고, 실제로 장시간 동안 목욕을 한 후에 밀려오는 피로감을 고려해 보면 체중이 준다는 의견은 어느 정도 일리는 있는 말이다.
> 그러나 체중 감량을 목표로 한다면 20~30분 동안 목욕을 하기보다는 걷기 등의 운동이 더욱 효과적일 것이다. 그러므로 적절한 목욕으로 이룬 안정된 감정 상태와 편안함에서 오는 식욕 억제 효과나 전반적인 신진대사 활성은 식이요법이나 운동과 병행할 때에 더욱더 체중 감소 효과를 기대할 수 있다.

❽ 불면증을 낫게 한다

부교감 신경계의 자극으로 정신적 긴장이 완화될 뿐 아니라 피부표면으로의 혈류량이 증가함에 따라서 상대적으로 뇌로 올라가는 혈액이 부족하여 마치 식곤증과 같은 노곤함을 느끼게 된다. 불면증 환자들은 저녁식사를 하고 1시간 30분 정도 후에 목욕을 하면 큰 효과를 볼 수 있다. 또한 목욕은 수면의 질을 향상시킨다고도 한다.

❾ 만성 기관지 질환과 감기의 증상을 낫게 한다

따뜻한 수증기는 만성 기관지염이나 천식을 앓고 있는 환자의 기관지 근육을 이완시켜 호흡의 통로를 넓혀 줄 수 있다. 이들 환자들의 경우 호흡 수행 능력을 측정해본 결과 목욕 후 능력이 향상되었다는 보고도 있다. 또한 감기 환자의 경우 코 내부 점막 주변의 습도와 온도를 높여 감기 바이러스의 병원성을 약화시키고, 주변의 혈액공급이 많아지면서 이뮤노글로불린 A라는 항체의 생성을 돕는다고도 한다. 그러나 급성이나 심한 바이러스 감염 질환의 경우는 오히려 증상이 악화될 수도 있기 때문에 유의하여야 한다.

❿ 면역기능을 강화시킨다

규칙적으로 목욕이나 사우나를 하는 사람의 경우 감기 바이러스 등에 면역력이 향상된다는 보고가 있다. 이것은 신진대사 활성과 건강증진 효과에 의해 체력이 좋아지기 때문이다.

⑪ 좋은 피부로 가꾸어 준다

피부병의 경우 목욕으로 무조건 병세가 호전된다는 생각은 금물이다. 심한 급성 습진이나 염증, 상처, 두드러기, 아토피의 경우는 오히려 피부로의 혈액순환이 촉진되어 염증을 더욱 파급시키고, 가려움증이 유발될 수도 있다.

매우 두꺼운 각질이 앉은 건선의 경우에는 병세가 호전될 수도 있다. 즉 정상적인 피부의 경우는 바른 방법으로 목욕을 하여 더욱 좋은 피부로 가꾸어 나갈 수 있으나, 만약 이상이 있는 경우라면 반드시 피부과 전문의와 상담 후 시행하는 것이 좋다.

목욕은 피부표면의 노폐물과 각질을 없애고 각질층을 수화시킨다. 피부로의 혈액량도 많아지기 때문에 외부에서 치료제나 영양제를 피부로 투입할 때 그 흡수도가 뛰어나게 된다. 같은 연고라도 목욕 후나 스파 프로그램 후에 그 약효가 높아지는 이유가 여기에 있다. 또한 당뇨 환자에서 피하 지방층으로 주사약을 투입하는 인슐린이나 붙이는 니코딤 패치의 경우도 목욕을 할 경우 그 흡수율이 월등히 증가된다는 점이 증명된 바 있다.

⑫ 웰빙, 육체와 영혼의 건강

목욕을 통해 육체와 영혼의 정결을 만들어 균형을 이룰 수 있다는 역사적 의미가 어쩌면 요즘의 웰빙으로 해석될 수도 있다. 운동을 싫어하는 사람이거나, 지속적으로 오래 할 수 없는 노약자들의 경우 운동보다는 그 효과가 약하지만 운동 이상의 효과를 기대할 수 있는 최선의 건강 증진법이 될 수 있다.

> **Tip**
>
> 남성의 경우 너무 장시간 동안 지속적이고 빈번한 뜨거운 사우나나 목욕을 할 경우 정자의 생산성이나 운동성이 저하된다는 보고가 있다. 신체의 평균적인 온도보다 외부 남성 생식기의 온도가 2℃ 정도 낮음을 생각할 때 그럴 수 있다. 그러나 핀란드에서 한 조사 결과에 따르면 적절하고 규칙적이며 원칙적인 사우나는 전반적인 건강증진의 효과로 오히려 테스토스테론의 양을 증가시키고 생식능력을 향상시킨다고 한다. 여기서 유의할 점은 뜨거운 목욕이나 사우나를 할 때에 남성은 하의 등을 입어 뜨거운 기운을 오히려 생식기 부분에 집중시키지는 말아야 한다는 것이다.

그 외 한의학이나 여러 건강 관련 문헌에 따르면 목욕은 피부피지를 제거하여 피부 지방 대사를 촉진하기 때문에 비만해소에 효과가 있으며 혈중 콜레스테롤 수치를 낮춰 동맥경화증을 치료 예방할 수 있다고 하지만 아직까지는 현대의학에서 이 부분에 대해 증명된 바는 없다. 이는 때를 자주 밀거나 여드름이 나는 사람은 이로 인해 체중이 감소될 수 있다는 말과 차이가 없다고 생각된다. 또한 우리 몸의 호르몬과 자율신경계를 조절하기 때문에 복통이나 생리통에 부분적으로 효과가 있을 수는 있겠으나, 자궁근종·간질환·신장질환·당뇨병에서 탁월한 치료 효과가 있다는 여러 반신욕 관련 체험담은 보다 과학적인 근거 제시와 신중한 연구가 있어야 한다고 생각된다.

목욕 치료가 적당하지 않을 경우

여러 가지 목욕의 효능이 건강을 지키는 약이 될 수 있지만 반대로 가끔은 해가 될 수 있는 경우가 있다. 다음은 일반적 온탕 목욕법이 금기되거나 주의를 요하는 경우이다. 특히 장시간 전신욕이나 고온의 사우나를 해야 할 경우 주의를 해야 한다. 반신욕의 경우도 그 위험도가 낮아지기는 하지만 역시 주의를 기울이는 것이 현명하다.

급성 염증성 관절염이나 급성 감염증 | 온열효과로 혈관이 지나치게 확장되어 오히려 염증을 악화시킬 수 있다.

조절되지 않는 심혈관계 질환자, 즉 불안정 협심증 · 최근의 심근경색증 · 심한 심부전증 · 부정맥 환자 · 심한 동맥경화증 환자 등 | 목욕으로 인한 심혈관계의 변화가 오히려 스트레스로 작용하여 병을 악화시킬 수 있다.

심한 저혈압 환자 | 심한 저혈압 환자의 경우 말초혈관이 넓어져 혈압이 떨어지면 증상을 더욱 악화시키므로 온탕욕을 하지 않아야 한다. 또한 기립성 저혈압(앉아 있다가 일어설 때 갑자기 어지러워지는 경우)이 있는 사람도 주의를 해야 한다.

심한 고혈압 환자 | 찬물 샤워나 냉탕욕, 냉온욕, 전신욕 등은 혈압을 상승시킬 수 있으므로 주의하여야 한다.

피부손상, 심한 피부습진 | 염증을 악화시키고 피부재생을 방해할 수 있다. 또한 목욕 후에 습진이 생기거나 오히려 피부가 나빠지는 경우인데 이런 경우 즉시 목욕을 중지하여야 한다. 일부에서는 이를 명현현상이라 하며, 이 단계는 독소가 나가는 일시적인 과정이므로 이 단계를 지나면 좋아진다고 하지만 피부과학적으로 절대 틀린 말임을 밝혀 둔다.

간질이나 발작 환자, 정신과 관련 질병 환자

술을 마신 경우 | 알코올은 말초혈관을 넓혀 한꺼번에 너무 많은 혈류가 말초혈관으로 몰리기 때문에 저혈압으로 쓰러질 수 있다. 또한 목욕으로 피부와 간, 신장을 통한 독소의 배설 효과를 약화시키며 심부정맥의 위험을 높인다. 또한 추운 겨울날 술을 마시고 체온 조절이 되지 않아서 동

사하는 사례가 있는 것처럼 우리 몸의 온도조절 기능을 망가뜨려 고열증으로 급사의 위험도 있다. 다만 술을 마신 다음날 숙취 해소에는 온욕이 좋다. 이 경우 땀을 많이 흘리면서 알코올의 대사 물질인 아세틸 알데히드의 배출이 활발해지기 때문이다.

당뇨 환자 | 만성 당뇨 환자의 경우 혈관이 탄력을 잃고 신경 조절이 부적절해진 상태이므로 온도 효과에 의해 혈액순환 촉진 등이 일어나지 않을 수 있다. 오히려 당뇨 환자의 경우 빈번한 족부 백선이 악화되거나 염증이 생기는 등 부작용을 초래할 수 있다. 인슐린 피하 주사를 맞는 당뇨 환자의 경우 인슐린의 고온노출이 인슐린을 응고시켜 불활성화할 수 있고, 성장호르몬이나 글루카곤과 같은 반대 역할을 하는 호르몬이 증가할 수 있기 때문에 주의하여야 한다.

그러나 바른 목욕의 규칙적인 시행은 마치 하루 만보 걷기와 같이 최소한의 부작용과 최소한의 경제력으로 최대한의 건강을 얻을 수 있는 하나의 방법임은 분명한 사실이다. 하지만 아무리 건강한 사람이라도 목욕 후 오히려 심하게 피곤하거나 어지러운 경우 중지하는 것이 좋다.

목욕을 할 때에 주의할 점과
목욕을 하는 올바른 순서

1 목욕 이후의 스케줄은 여유 있게 잡는다. 목욕은 스트레스를 날려버리는 가장 효과 있는 휴식이다. 그런데 이후에 바로 빡빡한 스케줄로 연결되어 버리면 목욕의 효과는 줄어들고 만다. 따라서 목욕 후 최소한 입욕 시간 이상의 휴식이나 명상 시간을 갖는다. 잠깐이지만 어렵게 만든 삶의 여유를 즐기는 것이 진짜 웰빙이다.

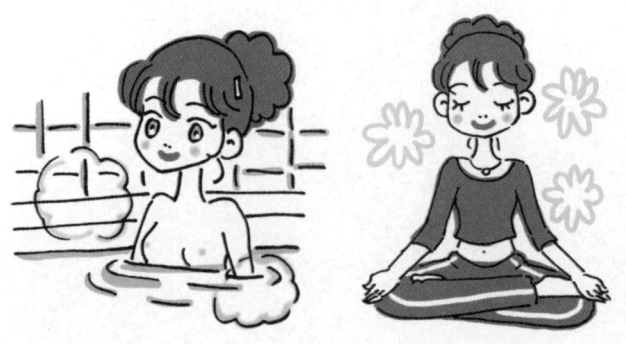

2 심한 운동과 병행하지 않는다. 그 이유는 입욕 자체도 에너지 소모가 클 뿐 아니라 노곤함을 느끼게 하기 때문이다. 격한 운동 전후에 지나친 사우나나 온탕욕은 오히려 우리 몸을 지치게 만든다. 특히 고온의 사우나에서 10분 이상 머물 경우 조심해야 한다. 격한 운동 후 20분 가량 사우나를 했다 근육의 이상과 심부전증이 발병한 예가 보고 된 바 있다.

3 식간이나 아주 가벼운 식사 후 목욕을 한다. 목욕 후에는 식욕이 없어지고 소화기관의 활동력이 떨어지기 때문에 식전에 목욕을 하는 것은 적당하지 않다. 반대로 식후에는 소화기관으로 혈액이 몰리기 때문에 독소나 노폐물 배출 효과를 감소시킨다. 따라서 특별히 다이어트를 목적으로 식전에 일부러 할 필요가 없는 이상은 식간에 목욕을 하는 것이 적당하다. 그러나 너무 배가 고픈 상태에서 목욕을 하면 지치고 피곤할 수 있으므로 가벼운 식사 후에 하는 것은 괜찮다. 반신욕의 경우는 소화 기관의 혈류량도 왕성히 늘어나기 때문에 식사와 큰 관련이 없다고도 하지만 식사 전후 30분 정도는 피하는 것이 좋다.

4 가능하면 미리 화장실을 다녀온다. 목욕 중 생리적 욕구는 목욕의 맥을 자칫 끊을 수 있고, 이후 더욱 완전한 긴장 완화 효과를 느낄 수 있다.

5 목욕 전후에는 물을 많이 마신다. 입욕 전 1, 2잔의 물은 발한을 촉진한다. 목욕을 마친 후 시원하거나 미지근한 음료를 조금씩 천천히 마신다. 목욕 후 우리 몸 속의 장기도 어느 정도 더워진 상태이기 때문에 이러한 상태에서 너무 찬 음료는 부담이 될 수 있다. 물이나 허브티가 적당하다.

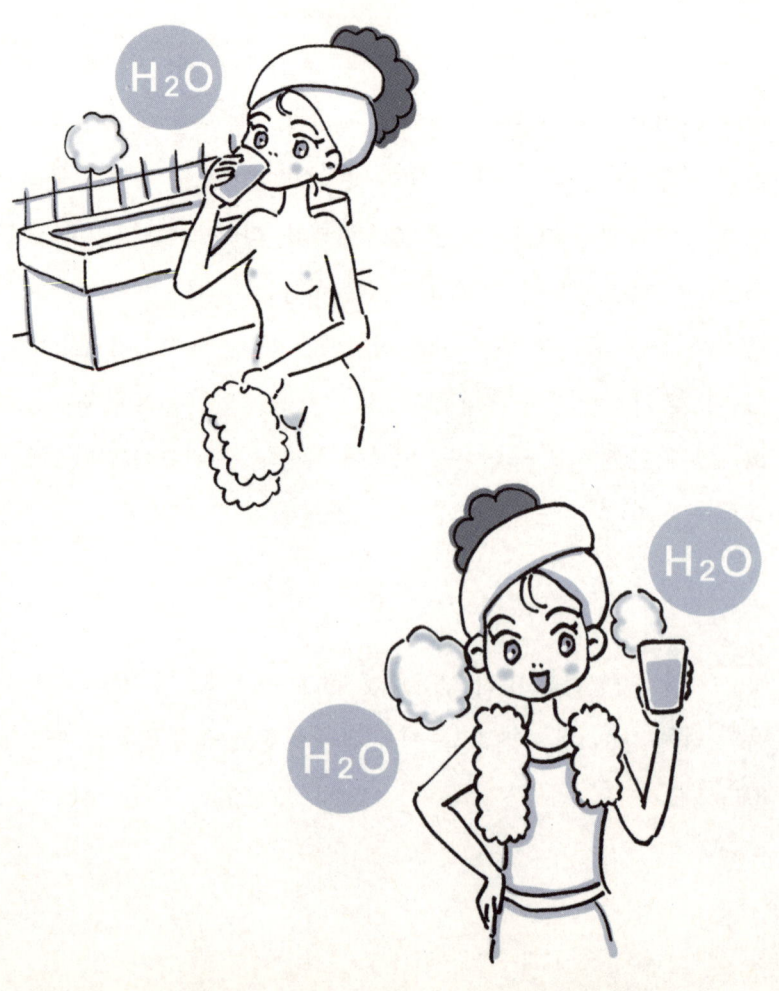

6 목욕을 시작할 때에는 특히 차가운 물인 경우 심장에서 먼 팔다리부터 조금씩 적셔 준다.

7 당뇨 환자의 경우 공복시에는 절대 입욕을 해서는 안 되며, 인슐린을 투여하는 경우 열에 의한 인슐린의 비활성화나 체내 흡수율에 변화가 있을 수 있으므로 의사와 상담한 후 주의해서 실시해야 한다.

8 목욕을 할 때 명상에 잠긴다. 사실 사우나나 욕탕 안에서 옆사람과 너무 수다를 떠는 일은 목욕의 효과를 감소시키는 것이다. 충분한 육체와 영혼의 휴식을 위해서는 가만히 명상에 잠기는 것이 즐거운 수다보다 좋을 것이다. 반신욕의 경우 상체를 담그지 않으므로 완전한 긴장 완화를 이루기는 힘들지만 자유로운 상체로 책을 보는 등의 활동을 할 수 있는 것이 지루함을 덜어 주는 장점일 수도 있다.

9 목욕시에 음악이나 아로마향 등을 이용하면 더욱 편하고 여유로운 목욕을 즐길 수 있다. 양초를 태워 귀에 미세한 진동을 주는 것을 이어 테라피(ear therapy)라고도 부른다니 생활의 아주 사소한 느낌도 우리의 기분을 전환시키는 하나의 치료법으로 이용할 수 있을 것 같다.

10 목욕을 마치고 일어설 때 두 다리를 천천히 차례대로 일어선다. 누운 상태에서 일단 앉았다가 한쪽 다리부터 교대로 천천히 내려놓는다. 왜냐하면 그 동안 말초에 몰려 있던 혈류가 일어설 때 더욱 몰려 기립성 저혈압을 일으킬 수 있기 때문이다. 순환기가 적응할 시간을 주어야 한다는 이치이다. 특히 반신욕의 경우는 다른 목욕법에 비해 상체보다 하체에 보다 많은 혈류량을 공급하는 방법일 수도 있기 때문에 기립성 저혈압 환자는 더욱 조심해야 한다.

11 류머티즘 환자들이나 허리·무릎의 퇴행성 관절염 등 근골격계 질환을 가지고 있는 환자들은 입욕을 끝낸 후 욕조 밖으로 나올 때 주의하여야 한다. 욕조 안에서 부력으로 인해 몸이 가벼워진 느낌에 익숙하다 보면 일어서서 나올 때 무리를 느낄 수 있기 때문이다.

12 마무리시에 클렌징제를 샤워 스펀지나 타월, 배스 브러시 등에 묻혀 가볍게 마사지하듯 문질러 준다. 혈액순환을 촉진하고 마사지 효과를 줄 수 있다. 이후 미지근한 물이나 약간은 차가운 온도의 샤워기 수압을 이용하여 마지막으로 전신의 토닝 효과와 활력을 줄 수 있다.

13 물로 목욕한 다음에는 가볍게 물기를 제거해 준 후, 보습 로션이나 크림을 발라 준다. 특히 아토피나 건성 피부를 가진 사람들, 피지 분비와 피부 보습막 형성 능력이 떨어지는 노인들의 경우 꼭 잊지 말고 발라야 한다. 이 시기는 화장품이나 약제 흡수능력이 가장 좋은 시기이므로 기회를 놓치지 말자. 그릇된 목욕법은 오히려 피부노화를 촉진하고 손상을 줄 수 있다. 장시간 입욕이나 심하게 때를 밀어 피부 방어벽을 파괴하고 건조시키는 방법이 제일 위험하다. 또한 목욕이나 샤워 후 보습제를 발라주지 않는 것 또한 건성 피부인 사람의 경우 매우 피해야 할 일이다. 피부보호나 건강을 위해 샤워나 목욕의 경우 하루 1, 2회 이상은 바람직하지 않다.

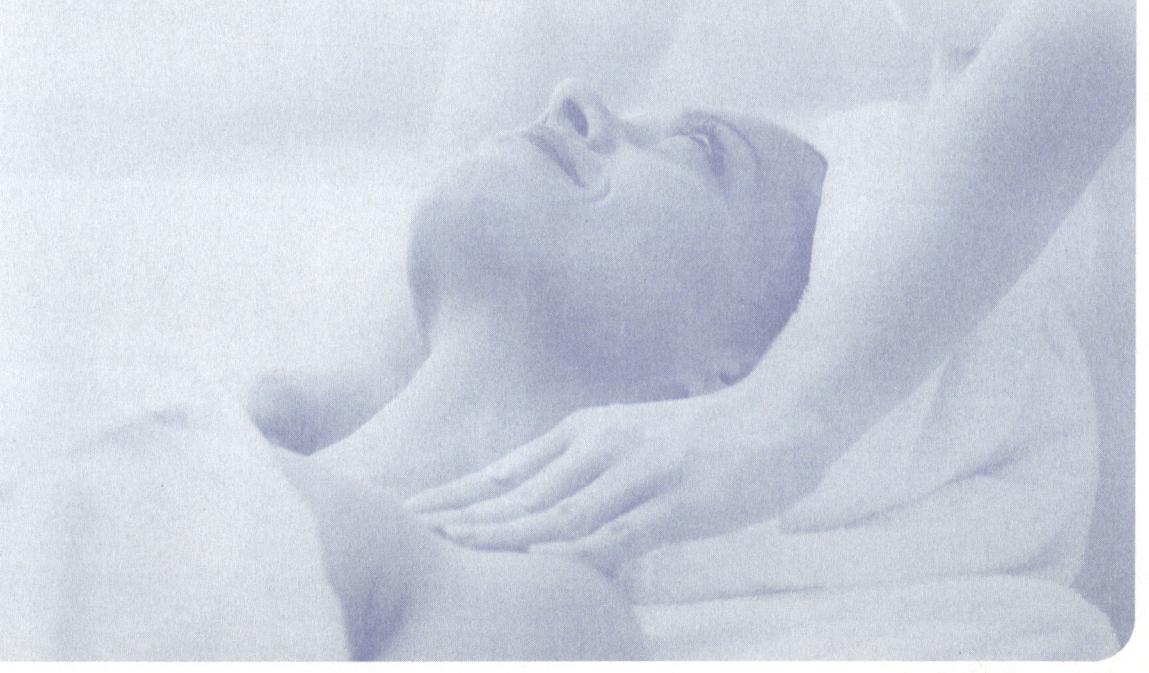

Various ways of bathing

CHAPTER 2

여러 가지 목욕법 >>>

_ 온도에 따른 분류 : 온욕 · 냉욕 · 냉온욕
_ 응용 방법에 따른 분류 : 샤워 · 전신욕 · 반신욕 · 사우나 · 부분입욕

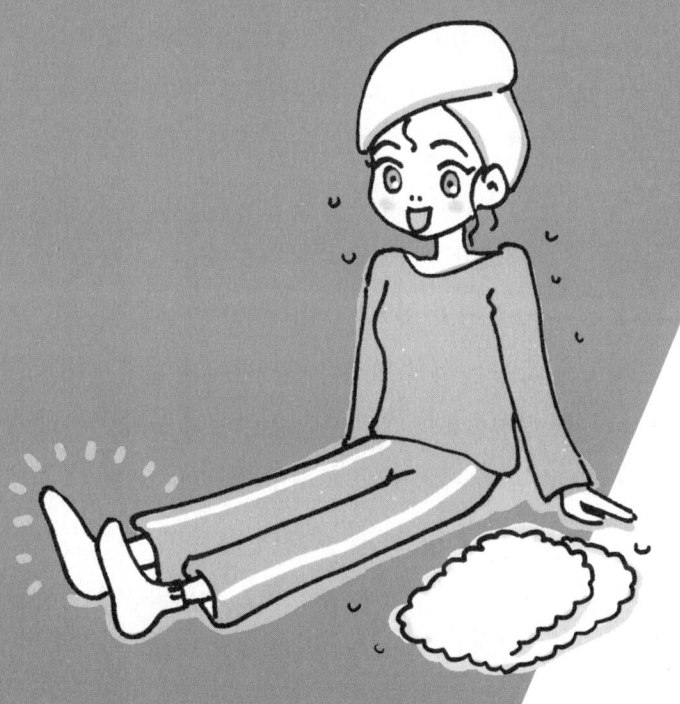

온욕 · 온탕욕

먼저 온욕의 온도와 유지시간에 따른 효과의 차이를 알아보자. 예를 들면, 체온과 비슷한 35~36℃ 정도의 미지근한 물은 우리 몸에 특별한 영향을 주지도 않고 에너지 소비도 거의 없으므로 스트레스 해소에 좋다. 그러나 약간 높은 38~40℃ 정도의 따뜻한 물에서는 부교감신경이 자극되어 온몸의 긴장이 완화되고 적당한 에너지 소비가 일어난다. 10~20분 정도 입욕이 가장 이상적이다. 그러나 43℃ 이상의 온도의 경우, 우리 몸은 이를 뜨겁다고 느끼게 되는데 최대 5분을 넘지 않는 것이 좋다. 특히 전신욕의 경우 오히려 수압이 몸의 긴장과 혈압을 높이기 때문에 주의하여야 한다. 여기서 사우나 반신욕의 장점이 두드러지는데, 이들은 전신욕에서 작용하는 수압이 없기 때문에 심장이 받는 부담이 덜하다. 특히 반신욕의 경우는 38~40℃ 정도의 온도에서 20~30분간 충분히 머물 수 있어 여러 가지 생리적 효과를 이룰 수 있다.

온욕시에 우리 몸에 일어나는 가장 큰 변화는 온도에 의한 혈관계의 변화이다. 더운물 샤워나 특히 목욕을 할 때에 피부의 온도가 제일 처음 올라가면서 수분증발이 일어나기 시작한다. 개인차가 있지만 약 5~15분 정도 후면 땀이 나기 시작한다. 이와 동시에 몸 속 장기나 머리로 가는 혈액량은 줄고, 심장박동수는 빨라진다. 신경말단의 예민성이 낮아지면서 통증에 대한 감각이 둔해질 수도 있다. 따뜻한 물에 일단 들어가면 처음 몇 분 동안에는 일시적으로 혈압이 올라가기도 한다. 그러나 곧 피부의 말초혈관이 넓어지면서 혈압이 떨어지고(연구마다 약간의 차이는 있지만 수축기 혈압은 8~31mmHg 정도, 이완기 혈압은 6~39mmHg 정도의 효과가 있다) 혈액공급(평상시는 전체 혈액의 5~10% 정도가 피부에 공급되지만 최대는 50% 이상까지 피부로 공급된다)이 늘어난다. 그러나 앞서 말한 것처럼 너무 뜨거운 물이거나, 특히 전신욕의 경우 적당한 온탕이라도 이상적인 시간 이상 머물게 되면 오히려 혈압을 높일 수 있으므로, 입욕 시간과 온도를 잘 지켜야 한다. 가장 좋은 기준은 자기 스스로 적당하다고 느낄 정도의 시간이다.

이러한 혈압저하, 긴장완화의 효과는 몇 시간 정도 지속되므로 온욕 후에 격한 운동을 하는 것은 현명하지 못한 방법이다. 이렇게 되면 목욕의 효과를 떨어뜨릴 뿐만 아니라 우리 몸의 건강을 오히려 해치는 셈이 되기 때문이다. 만약 오전에 온욕을 하고 다시 일상생활로 돌아가야 한다면 온욕 후 차가운 샤워나 잠깐 냉탕에 들어가는 식으로 마무리를 하면 다시 몸이 긴장되므로 도움이 될 수 있다.

냉욕·냉탕욕

24℃의 차가운 물로 샤워를 하거나 냉욕을 하면 주로 우리 몸의 말초 교감 신경을 자극하여 말초혈관을 수축시켜 혈압이 높아지고 심박동수는 줄어든다. 따라서 아침에 일어나서 찬물 샤워를 하면 밤 사이 자고 있던 교감신경을 깨워 좀 더 상쾌하게 하루 일과를 시작할 수 있는 것이다. 다시 자세히 설명하면 우리가 자고 있는 동안은 몸의 근육과 소화기관, 배설기관이 모두 이완되어 있는데 아침에 찬물 샤워를 하는 것은 신장이나 대장의 배출을 왕성하게 촉진하는 역할을 하여 마치 아침 공복에 마시는 찬물 한

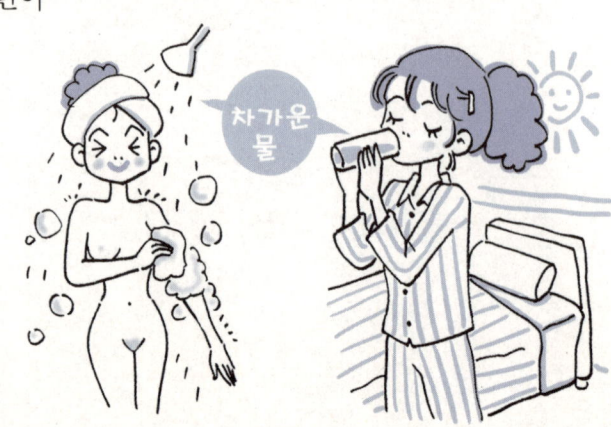

컵이 변비를 방지하는 것과 같은 효과를 내는 것이다. 또한 근육혈관의 불수의 근육을 자극하여 마치 운동을 하는 것과 같은 효과를 낼 수 있고, 피부의 혈관을 수축시키기 때문에 간지럼이나 부기 등의 증세를 낫게 한다. 모든 신경말단과 신경중추를 자극하여 기능을 활성화하기 때문에 질병의 저항력을 높일 수 있다고도 한다.

그러나 여기서 주의하여야 할 것은 찬물 샤워, 더 심하게는 수압까지 가세하는 냉탕의 전신욕은 혈압을 더욱 높일 수 있다는 점이다. 차가운 냉탕에서는 오래 머물지 않는 것이 중요하며 특히 냉탕 안에서 아주머니들이나 아저씨들이 마사지를 하듯이 등을 때리거나 하는 행동은 더욱 급격히 혈압을 높일 수 있기 때문에 삼가야 한다. 또한 찬물로 목욕이나 샤워를 시작할 때에는 팔이나 다리부터 서서히 입욕해야 한다. 그리고 심장질환을 가지고 있는 사람들이나 고혈압 환자, 동맥경화증 등의 심혈관계 환자들은 절대로 해서는 안 된다.

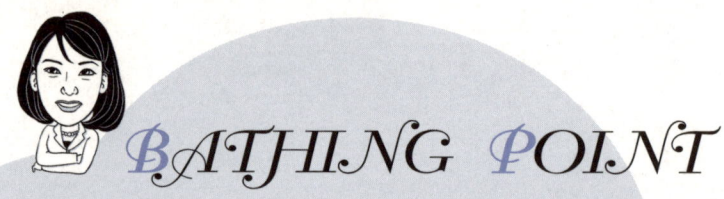

반복욕

어린이나 심폐기능이 약한 노인들, 또는 목욕을 막 시작하려는 초보자들에게 적당하다. 즉 입욕 전 가벼운 샤워로 목욕을 준비한 후, 38~40℃ 정도의 온탕에서 5분 입욕 후 3분 정도 외부에서 휴식을 취하는 방법으로 2~3회 반복하는 것이다. 자극과 온도의 스트레스를 최소화하는 방법으로 몸에 부담을 주지 않는 장점이 있다.

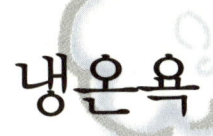

온탕과 냉탕을 반복하는 냉온욕을 규칙적으로 꾸준히 시행하면 혈관계가 온도 변화에 빠르게 적응하는 능력이 길러져 외부에 대한 방어 능력을 기를 수 있다고 한다. 일찍이 크나이프의 물치료(Kneipp's water therapy)로서 순환장애 치료에 시행되어 온 바 있다. 운동을 꾸준히 해온 선수의 경우 똑같은 운동량을 부하할 경우 보통 사람들보다 심박동수가 적게 증가하고 그 외의 생리적 변화가 적은 것과 같이 혈관계의 불수의적인 운동을 유도하여 적응력을 강화시킨다는 의미이다.

제일 처음은 41~42℃ 정도의 온탕에서 2~3분 머문 후, 15~18℃ 정도의 냉탕에서 1분 정도 머물기를 7~8회 반복하면서 시간을 온탕 5분, 냉탕 2분 정도까지 점차 늘려갈 수 있다. 이렇게 하면 자율신경계와 혈관계가 왕성하게 자극 받아 수축과 이완을 반복하면서 혈액과 조직의 림프액 순환을 원활하게 하는 것이다.

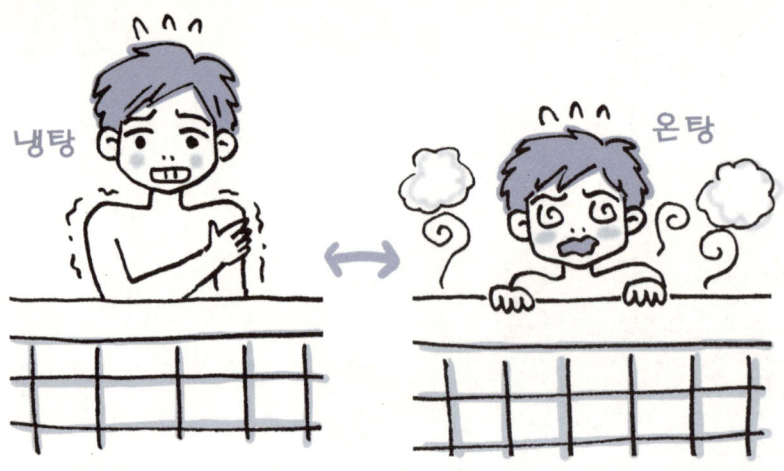

　그러나 초반에 냉온욕을 하면 정맥압은 떨어지고 동맥압이 오르게 되므로 고혈압 환자나 심장이 약한 사람, 멀미나 현기증이 있는 사람은 피하여야 한다. 또한 냉온욕은 상당한 양의 에너지가 소모되기 때문에 목욕이나 사우나의 초보자나 허약한 사람, 추위를 잘 타고 예민한 사람도 피하여야 한다. 두드러기, 가려움증, 피부습진, 신경통이나 근육통을 악화시킬 수 있으므로 주의를 해야 한다.

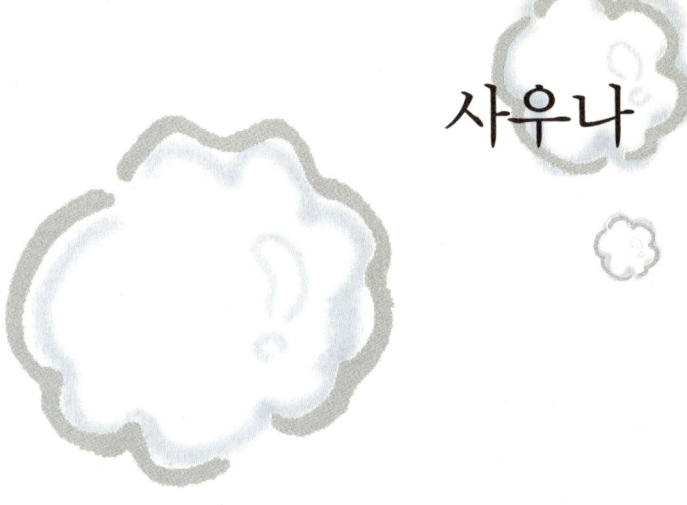

사우나

고전적 사우나는 습도 10% 미만의 고온건조한 밀폐 공간이다. 건강증진을 위해 동양에서 반신욕을 해왔다면 서양에서는 사우나를 해온 것이다.

사우나의 장점은 건조한 공기가 동일한 온도의 습한 환경에서 일반적인 전신욕보다 심장이나 폐에 무리를 덜 주기 때문에 보다 높은 온도에서 오래 버틸 수 있게 한다는 것이다. 즉 다른 목욕법에 비해 심혈관계의 부담을 줄이면서 효과적으로 체표온도를 상승시켜 피부 혈액순환을 증강시키고 땀을 많이 흘리게 하며 독소를 배출하는 능력이 뛰어나다고 할 수 있다. 그리고 발한이 머리뿐만 아니라 전신에서 일어나므로 땀과 노폐물 배출 효과가 매우 뛰어나다. 또한 전신욕시에 가해지는 수압이 없기 때문에 혈압을 떨어뜨리고 심장의 부담을 덜어 주는 효과가 뛰어나 오히려 가벼운 정도의 심부전 환자나 관상동맥수술을 한 환자의 경우 규칙적으로 사우나를 할 때 혈압을 떨어뜨리고 심기능 향상을 가져온다는 보고가 있다.

그러나 급성 심장 질환이나 최근에 심근경색을 일으켰던 환자, 불안정 협심증, 진행된 동맥경화의 경우는 절대로 해서는 안 된다. 따라서 이러한 사람들의 경우 전문의와 반드시 상담을 한 후 그에 따른 바른 방법을 먼저 알고 해야 한다.

사우나는 65℃ 정도 이하에서 10분 이내로 머무는 것이 좋다. 또한 환기 장치가 공기를 제대로 순환시켜 더운 열기가 위로 집중되는 것을 막아 주어야 한다. 또 사우나와 온탕욕을 동시에 시행하지 않는 것이 좋다. 비슷한 생리적 효과를 주는 목욕법을 각각 시행한다고 해도 우리 몸은 두 배의 부담을 받기 때문에 무리가 될 수 있다.

증기탕, 터키탕 또는 한증막은 사우나의 열기에 습도를 높인 것인데 심폐기능에 부담을 많이 줄 수 있으므로 가급적이면 피하는 것이 좋다.

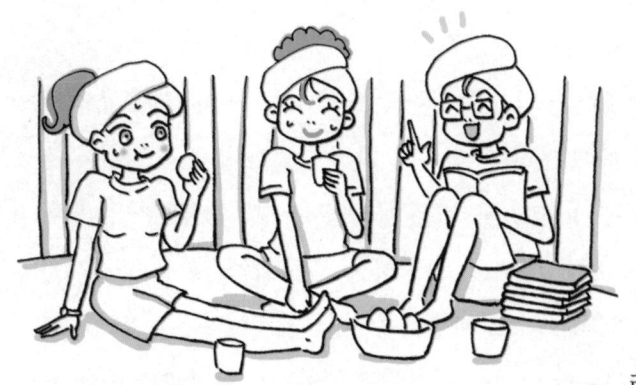

이태리 타월과 물바가지를 들고 목욕탕으로 향하던 시대에서 이제는 사우나, 불가마, 찜질방 등으로 목욕 문화가 바뀐 듯 하다. 이러한 곳에서는 황토, 맥반석, 게르마늄, 옥돌, 숯 등의 천연소재를 이용한다. 이외에 식당, 헬스 시설과 함께 경락, 지압, 마사지, 피부 마사지, 손발관리까지 같이 시행해 특히 여자 손님들의 인기를 모으고 있다. 친구들이나 가족들과 함께 찜질방을 즐기면서 수다도 떨고 낮잠도 한숨 자고 오는 풍경은 더 이상 독특한

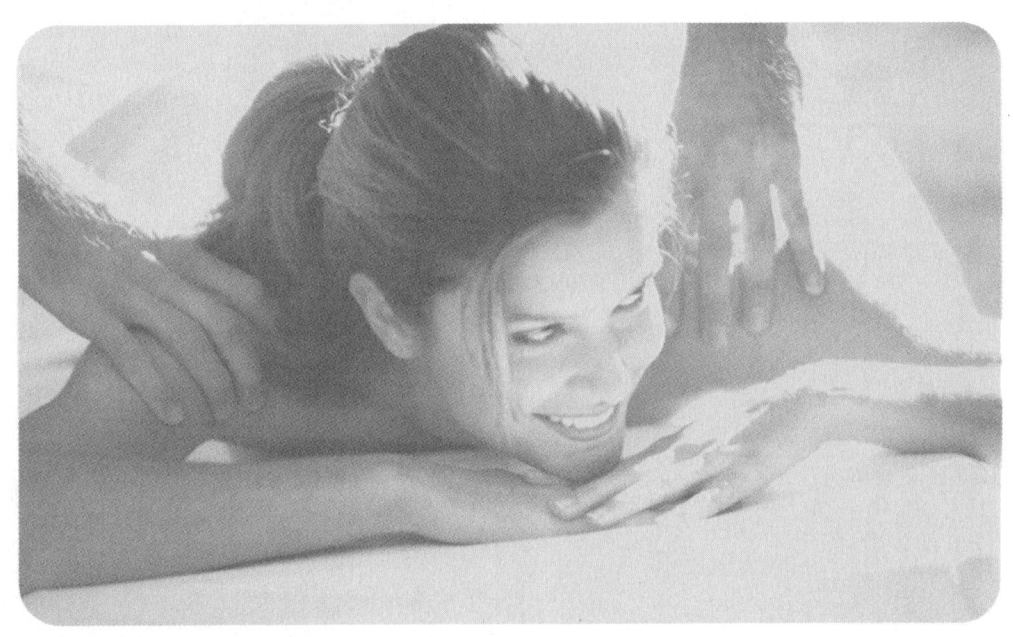

게 아니다. 이러한 찜질방은 몇 백도 이상으로 뜨겁게 달구어 주위로 방출되는 원적외선으로 40~50℃의 열기를 유지하는 것이다. 원적외선은 그 온열작용으로 우리 몸의 노폐물을 제거해 줄뿐만 아니라 피로회복에 효과가 있다. 또한 이러한 찜질방, 불가마에서는 원스톱으로 여러 가지 시설을 이용할 수 있어 편리한 장점이 있다.

그러나 이러한 고온의 찜질방에서 장시간 누워 있는 것은 반신욕의 원리인 두한족열의 원리에도 맞지 않고 몸을 지치게 하는 병을 자초하는 일일 수 있다. 또한 스파의 좀더 대중적 의미로 생각할 수도 있겠으나, 전문성이 부족한 각각의 관리프로그램이나 너무 장시간 동안 더운 곳에 머무는 데서 오는 몸의 탈진 등을 간과해서는 안 될 것이다.

부분욕

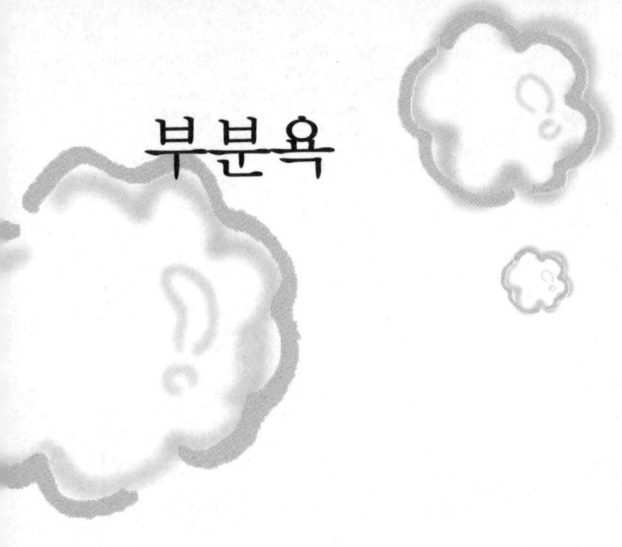

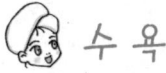 수욕

　손목 약간 위까지 또는 팔 중간까지 잠기는 특수 욕조를 사용하거나 가정에서는 세면대를 이용해 약 41~42℃의 따뜻한 물에 10~15분 정도 담근다. 목욕을 하는 동안 손가락 하나하나를 스트레칭 하거나 주먹을 쥐었다 폈다 하는 동작을 반복하면 더욱 효과를 높일 수 있다. 손과 팔, 어깨의 피로를 풀어 줄 수 있으며 특히 레이노 현상(Raynaud's phenomenon : 손가락 말초혈관의 혈행 장애로 손이 차고 저리며, 심하면 새하얗게 되거나 푸르게 될 수 있다. 주로 다른 순환기계 질병이 있거나 컴퓨터나 전동하는 물체를 많이 다루는 사람에게 발생할 수 있다)을 가진 사람에게 증상 완화 효과가 있다.
　수족냉증으로 고생하는 환자의 경우 수욕을 족욕이나 반신욕과 같이 하면 그 효과가 더욱 있다.

족 욕

가정에서는 대야 등을 이용해 40℃ 정도의 따뜻한 물에 복숭아뼈 조금 위까지 담근 채로 15~30분 정도 할 수 있다. 인체의 가장 말단이며 혈액 공급이 부족한 부분인 발에 순환을 촉진하여 마치 반신욕의 축소판이라 할 만큼 부기 제거 및 피로 회복에 큰 효과가 있다.

특히 발은 심장에서 내려온 피를 다시 심장으로 되돌리는 펌프 역할을 하기 때문에 우리 몸에 제2의 심장이라 불리며, 한의학의 12경락의 혈이 있는 자리이다. 서양에서도 반사학(reflexology)이라는 한 분야로 발의 중요성을 강조하는 만큼 발의 혈액순환은 건강을 지키는 핵심이다.

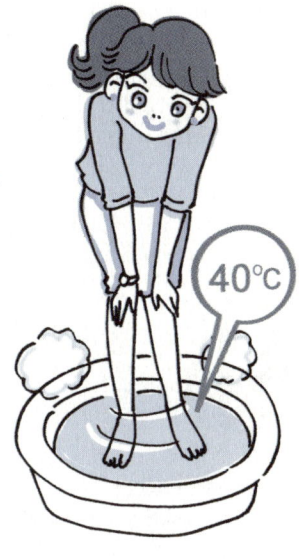

각 탕

무릎 아래 종아리 부분까지, 정확히 말하면 복사뼈 위 손가락 네 개가 겹친 부위까지(한의학에서는 여기를 간장, 췌장, 신장이 교차하는 삼음교라 한

다) 발과 다리를 40~42℃의 물에 15~20분간 담그는 방법이다.

한의학에서는 특히 신경통, 관절염, 급체, 생리통, 통풍, 두통, 치질, 탈장, 위하수증에 효과가 있다고 한다. 그러나 심장병, 당뇨, 고혈압, 위궤양, 십이지장궤양 등에는 하지 말아야 한다고 한다. 하지 정맥류가 있는 사람은 더욱 조심해야 하며, 마무리시에 냉탕에 1분간 담그거나 냉수로 혈관을 수축시켜 몸의 열손실을 막아야 한다.

 좌 욕

좌욕기나 큰 대야에 38~40℃의 따뜻한 물을 준비하고 엉덩이와 배꼽 아래쪽까지 잠길 정도로 15분간 있는다. 또는 41~42℃의 온수에 3분 정도, 14~24℃의 냉수에 15초 정도 5~8회 반복해서 할 수 있다. 한의학에서는 생식기나 하복부의 고여 있던 혈액순환을 촉진시켜 호르몬 분비를 활발하게 하고 생식기의 기능을 촉진하며 염증을 방지하는 효과가 있어 생리통, 치질, 변비, 요통, 냉대하 등으로 고생하는 여성에게 그 효과가 크다고 말하고 있다.

BATHING POINT

어린이

사실 어린이들은 누구나 물에서 하는 놀이를 좋아한다. 혈관계의 온도 적응 능력이나 땀샘의 기능이 어느 정도 성숙되는 2~3살 이상부터 규칙적인 목욕법을 시도해 볼 수 있으나, 어린이의 생리적 미성숙을 고려한다면 전신욕보다는 그리 높지 않은 온도의 건조한 사우나욕이나 반신욕이 더 적당하겠다.

반신욕의 경우 아주 어린아이는 어른이 같이 목욕을 하거나 좀 큰 아이는 장난감을 띄워주면 재미있게 목욕을 즐길 것이다.

규칙적인 사우나를 하는 유치원생들이 감기에 걸릴 확률이 훨씬 적다고 밝힌 스웨덴의 조사 결과가 있었다. 그러나 아이들은 어른보다 쉽게 심박동수가 증가하며 쉽게 지쳐 쓰러질 수 있으므로 언제나 어른의 보호 아래 시행되어야 하며, 어린이들은 찬물을 좋아하므로 냉탕에 오래 머무르게 해서는 안 된다.

임산부

건강한 임산부의 경우에도 수압이 자궁을 자극할 수 있으므로 사우나나 반신욕이 적당하다. 그러나 사우나의 경우 낮은 온도에서 5~10분 이내의 짧은 시간이 좋고 반신욕의 경우도 보통보다는 약간 더 낮은 수위가 좋겠다. 목욕 도중 약간의 불편함이라도 느껴지면 목욕을 중지하는 것이 현명하다. 또한 임신중인 고혈압 환자는 절대로 해서는 안 된다.

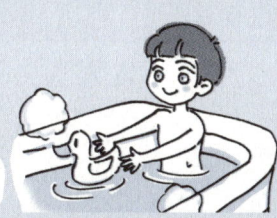

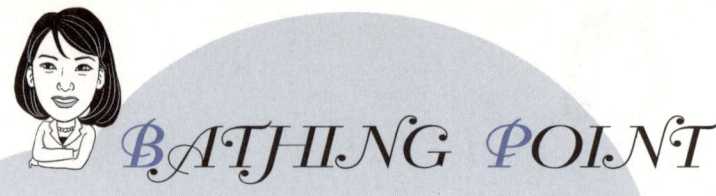
BATHING POINT

노인

점차 나이가 들며 우리 얼굴에 주름이 생기는 것처럼 몸에도 자연스레 변화가 오기 시작한다. 호르몬 분비가 줄고 신체 대사율이 떨어지며 혈액순환도 나빠진다. 또 점차 우리 몸의 수분이 감소하기 시작한다.

이때 하나의 회춘(rejuvenation) 프로그램으로써 목욕의 효과를 기대할 수 있다. 특히 젊은 사람과 달리 헬스클럽 등에서 운동하는 것이 여의치 않을 경우 목욕을 통한 건강증진은 선택이 아니라 꼭 필요한 일인지도 모른다.

특히 심폐기관이 안 좋은 노인의 경우 반신욕이 가장 효과가 있다. 그러나 노인의 경우 젊은 사람보다는 입욕 시간을 짧게 하는 것이 좋다.

일단 담당의사와 상의하여 자신의 질병이나 몸의 상태를 잘 체크한 후 바른 방법으로 안전하게 시행하는 것이 중요하다. 노인의 경우 피부의 피지분비나 수분보유 능력이 떨어지기 때문에 목욕이나 샤워 후 반드시 보습 로션 바르기를 잊지 말아야 한다.

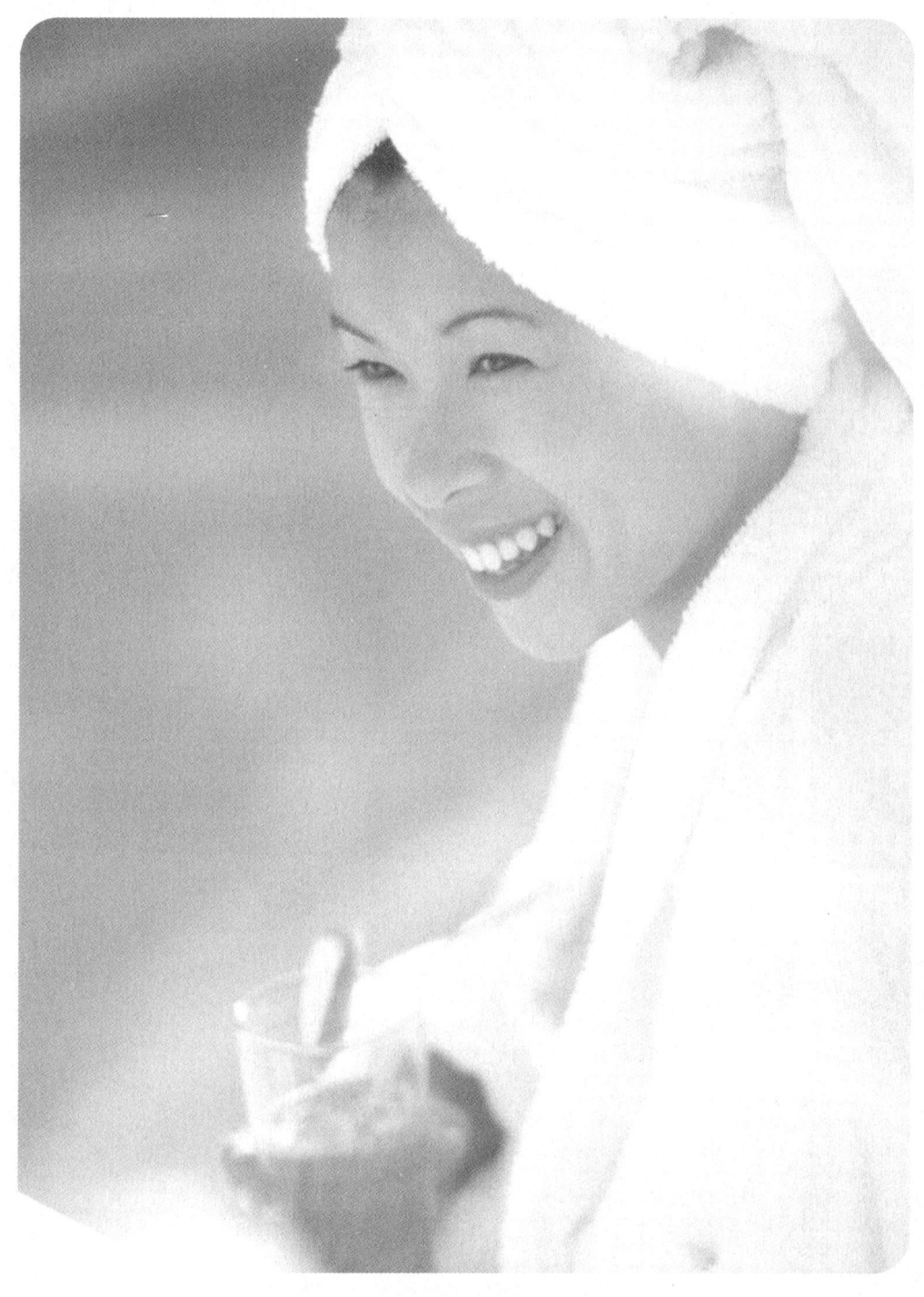

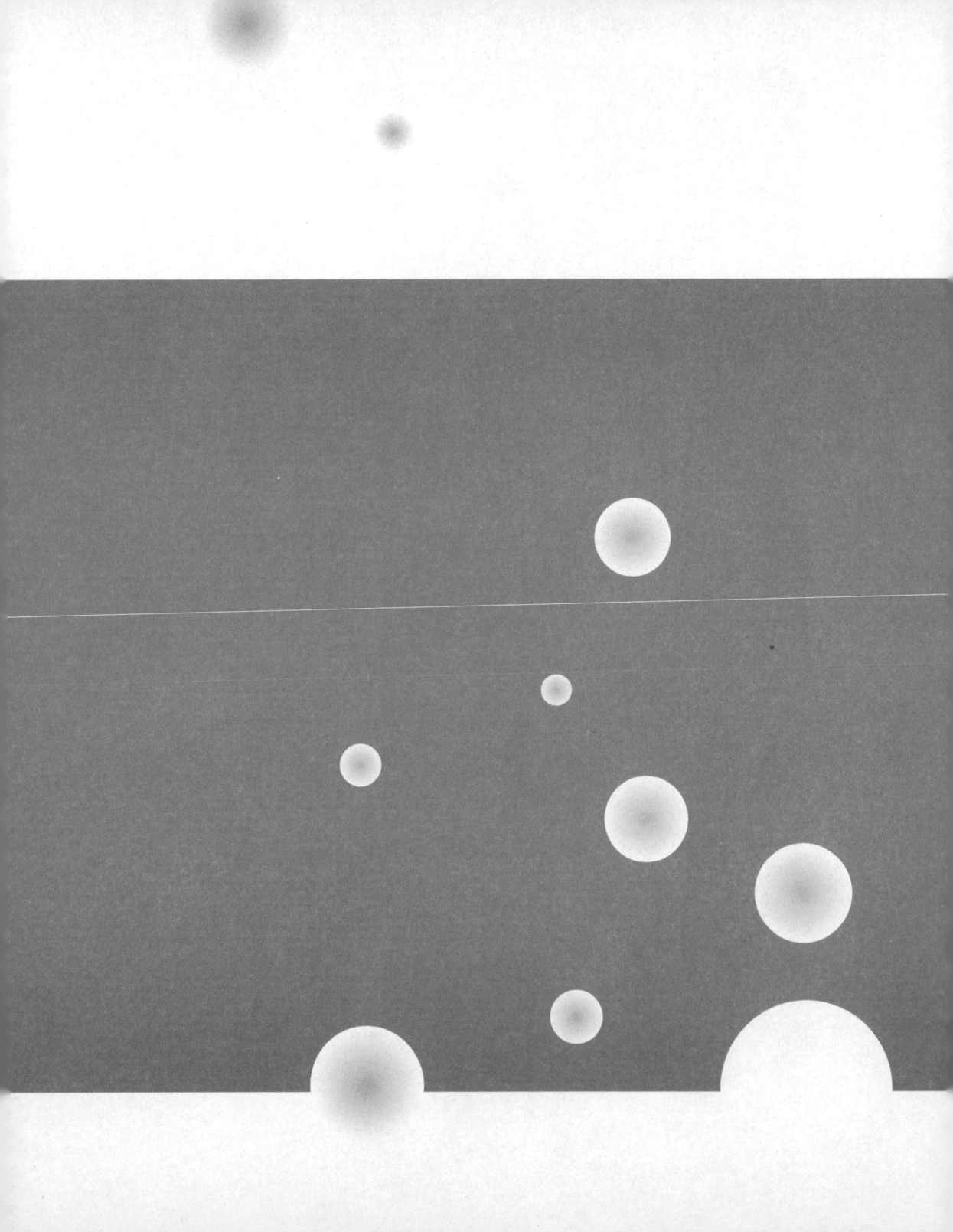

CHAPTER 3

반신욕 >>>

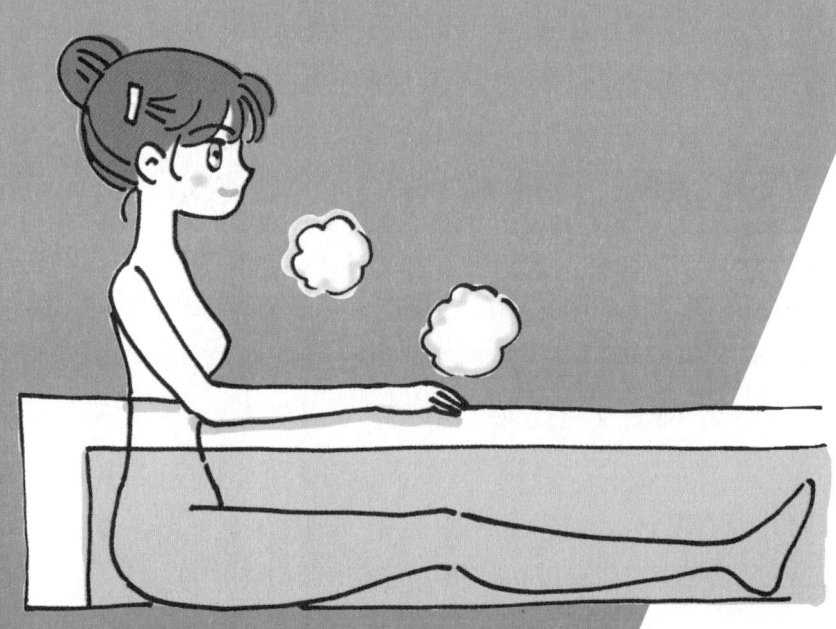

반신욕의 유래

일반 목욕, 즉 전신욕과 비교해서 반신욕의 개념은 동양의 한의학에서 상반신과 하반신 사이의, 심부와 체표 사이의 온도 차이를 불균형한 상태로 보는 데서 출발했다. 우리 몸을 체열측정기로 분석해 보면 모든 사람에서 상반신과 하반신의 체온이 평균 5~6℃ 정도 차이가 난다. 또한 37℃(98.6°F)를 심부체온(core temperature)으로 볼 때 체표는 평균 32~33℃, 특히 발목이나 발은 31℃ 정도로 역시 차이가 있다. 이 체온 차이를 최소화하는 것을 건강증진의 기본으로 보고 있는 것이다. 즉 전신욕이나 한랭자극은 이러한 차이를 더 크게 할 뿐인데 반해 반신욕은 하체만을 훈훈하게 하고, 체표온도만을 급격히 올리는 것이 아니라 심부온도를 같이 올리기 때문에 이러한 불균형을 해소할 수 있다는 것이다. 어찌 보면 이러한 사실은 모두 혈액순환 개선에 근본을 두는 것이므로 일리 있는 말이다.

여기서 강조되는 상반신과 하반신의 온도 차이를 현대 서양의학에서는 별로 주목해 오지 않았다. 따라서 이에 대한 과학적 연구의 근거도 없으나, 18세기 초 네덜란드 제일의 명의라고 불리는 보에르하베(Boer-haave, Hermann. 1668~1738년)가 남긴 명언이 "머리를 차게 하고 발을 덮게 하며 몸을 편하게 하라. 그러면 너는 모든 의사를 비웃을 수 있을 것이다." 이었다 하니, 어쩌면 이것은 질병과 분석 중심의 현대의학이 놓친 하나의 사실일 것이다. 그리고 이는 직립보행을 하는 인간만이 가질 수 있는 불균형이다.

또한 심부온도와 체표온도의 차이를 현대의학에서는 오히려 심부온도를 1℃ 이상 올리는 심한 사우나나 목욕은 우리 몸에 무리를 준다고 해석하고 있지만 한의학에서는 반신욕은 체표를 서서히 덥혀 마침내 심까지 이르러 그 효과를 본다고 말하고 있다. 이러한 차이를 곰곰이 해석해 보면 현대의학의 심부온도와 한의학의 심이라는 개념이 약간의 차이가 있다는 것으로 생각해 볼 수도 있고, 또는 현대의학에서 주로 다루는 전신욕이나 사우나의 경우 반신욕에 비해 온도가 빨리 상승하기 때문에, 같은 1℃ 정도의 심부온도를 상승시키려면 너무 높은 체표온도에 도달하기 때문이 아닐까 하고 추측해 볼 수 있다.

아무튼 이러한 반신욕은 우리 나라 『동의보감』에서도 '두한족열', '상랭하열' 이라는 말로 전해져 내려왔고, 조선시대 말기에 실제로 한방치료의 한 요법으로 실시된 적이 있다고 한다. 그러다가 10년 전쯤 일본의 신도 요시하루 박사가 일본에서 반신욕 바람을 일으켰고, 그리고 마침내 우리 나라에서의 열풍으로 이어진 것이다.

반신욕을 하면 좋은 이유

1 반신욕의 경우 수압이 하체에만 가해지므로 상체나 가슴 전체에 수압이 가해지는 전신욕보다 혈압저하의 효과가 뛰어나기 때문에 고혈압 환자에게 좋다. 20~30분 정도 입욕을 하여도 몸에 무리가 가지 않기 때문에 허약한 사람들도 큰 부담 없이 할 수 있다. 입욕 이후에도 그리 많이 피곤하지 않다.

2 전신욕은 반신욕보다 급격히 체표온도가 올라가기 때문에 오히려 일시적으로 혈압을 좀 더 많이 상승시킬 수 있다. 이런 면에서 전신욕보다는 반신욕의 경우 좀 더 서서히 몸을 덥히는 장점이 있다.

3 서서히 온도를 높이므로 좀 더 오랫동안 탕 안에 머물 수가 있기 때문에 체표와 심을 동시에 덥게 해서 내장 기관의 순환까지도 증가시켜 전체적인 기의 순환을 돕는다.

4 욕실 밖으로 나올 경우 심온도까지 올라가 있는 상태이기 때문에 급격히 열손실이 일어날 수 있는 전신욕에 비해 상당한 기간 온기를 보존할 수 있다. 이 때문에 감기 등에 더욱 큰 효과를 기대할 수 있다.

5 반신욕은 골반을 따뜻하게 하기 때문에 좌욕과 같은 효과를 기대할 수 있다. 한의학에서는 특히 여성의 방광염이나 생리불순, 생리통, 남성의 전립선염도 낫게 한다고 본다.

6 일반적으로 운동을 할 때 흘리는 땀은 우리 몸의 체액과 그 조성은 비슷하나 희석된 저장성 용액(hypotonic)이다. 그러나 온열발한, 즉 더운 환경에 노출되었을 때에 흘리는 땀은 염분의 재흡수를 촉진하는 알도스테론 등의 분비가 늘어나기 때문에 좀 더 묽어져 98~99%가 순수한 물이 된다. 0.5~1%가 염분이며 나머지가 젖산, 요산 등의 노폐물과 중금속 및 미네랄 등이다. 따라서 발한시에는 약간의 중금속이나 노폐물 등의 독소가 배출될 수 있는데, 반신욕의 경우 발한 효과가 전신욕보다 크기 때

문에 좀 더 효과적으로 배출시킬 수 있고, 그 자체가 다른 목욕법에 비해 독소만을 더욱 효과적으로 배출시키기 때문에 더욱 큰 건강 증진 효과가 있다고 한다.

7 전신욕의 경우 식전이나 식후 바로, 알코올을 섭취한 후에는 해서는 안 되지만 반신욕의 경우는 내장 기관의 활동력을 높이기 때문에 식사와 상관없이 할 수 있으며 몸에 큰 부담이 되지 않으므로 적당한 음주 후에는 오히려 알코올 분해를 촉진, 숙취 해소에 도움이 된다고 한다. 그러나 이 부분에 대해서는 주의가 필요하며, 가능하면 최소 식사 전후 30분 정도는 피하는 것이 좋다. 또한 음주 직후도 피하는 것이 바람직하다.

8 일반 목욕법과 같이 반신욕의 경우도 불면증 해소에 효과가 있다. 몸에 부담을 주는 목욕의 경우 오히려 수면을 방해할 수 있는데 반신욕의 경우 적절한 강도의 입욕 효과를 주기 때문에 정신적 긴장이 완화된다고 한다. 일본 아시카가 대학 수면과학센터 연구팀의 연구 결과에 따르면 불면증 환자들에게 한 달간 반신욕을 시행한 결과 입면 시간의 단축, 숙면 정도 등에서 현저한 개선을 가져왔다고 한다. 특히 저녁식사를 하고 1시간 30분 정도 후에 목욕을 하면 직장 온도를 0.5~1℃ 올라가게 해 효과가 가장 높다고 한다.

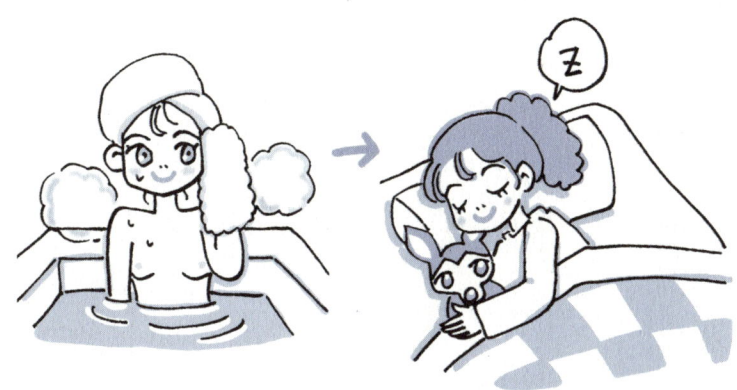

　반신욕의 경우 단점이 거의 없지만 전신욕과 비교해 본다면, 하체만을 입욕하기 때문에 전신적 긴장 완화나 어깨·팔 등의 관절이나 근육에는 릴랙스 효과가 적을 수도 있겠다. 또한 반신욕이 아무리 좋은 방법이라도 식생활을 개선하지 않거나 운동을 같이 하지 않고 반신욕만으로 체중을 줄이려고 하거나 질병이 있는 환자가 의사의 처방이나 상담 없이 모든 것을 반신욕에 의지하는 것은 위험한 일임을 다시 한 번 강조하는 바이다.

반신욕 방법

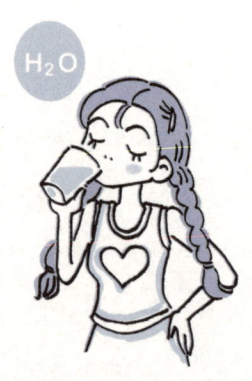

1 입욕 전에 너무 차지 않은 물이나 녹차 등을 1, 2잔 마셔서 수분을 미리 보충해 준다.

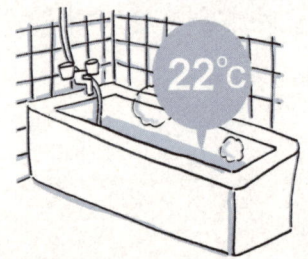

2 시작 전에 물을 받으며 발생하는 수증기로 미리 욕탕 안을 어느 정도 덥힌다. 탕 내 온도는 22℃ 정도가 가장 적당하다.

3 물의 온도는 체온과 비슷하거나 약간 높은 37~40℃ 정도의 따뜻한 물이 적당하다. 그러나 고혈압인 사람은 40℃ 이하 38~39℃의 약간은 낮은 온도가 좋고 반대로 저혈압인

사람은 41~42℃의 약간은 더 높은 온도가 적당할 수 있다. 땀이 잘 안 나는 체질의 사람인 경우 수온을 1~2℃ 높여 시행해 볼 수 있다.

4 먼저 발과 다리에 물을 몇 번 뿌려 알맞은 온도를 확인한 후에 조금씩 들어간다. 발끝은 우리 몸에서 가장 온도가 낮은 곳으로 상반신과 약 5~6℃의 차이가 난다. 따라서 욕조 물 속에 손을 넣어보면 미지근한데 발을 담갔을 때 뜨겁게 느껴지는 것은 이 때문이다. 따라서 입욕 전에 미리 발에 더운물을 뿌려 온도 차이를 어느 정도 미리 적응시키는 것이 필요하다.

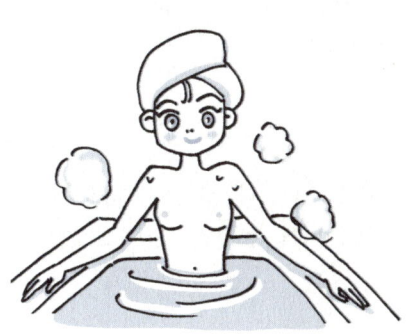

5 명치 아래 정도까지 물에 담근다. 양 팔은 욕조 밖으로 둔다.

6 처음 시작을 할 때 상체가 추우면 어깨에 마른 수건을 걸치거나, 따뜻한 물을 잠깐씩 뿌려 주는 것이 도움이 된다.

7 욕조 위에 반신욕 전용 덮개나 비닐 등을 덮어 주면 물이 식지 않아서 좋다. 수온을 일정하게 유지해 주는 반신욕 전용 욕조가 있기는 하지만 보통의 경우 식으면 조금씩 더운물을 더 부어 온도를 유지한다.

8 개인의 건강, 체력 상태에 따라 약간의 변화는 있으나 시간은 20~30분 정도가 정확하다. 처음에는 상체에 약간의 한기가 느껴지지만 10분 정도 지나면 상체와 얼굴, 머리에서 땀이 나기 시작할 것이다.

9 반신욕을 처음 시작하는 사람들의 경우 온탕에서 5분 입욕 후 3분 정도 외부에서 휴식을 취하는 방법으로 2~3회 반복하는 반복욕이 적당할 수 있다. 자극과 온도의 스트레스를 최소화하는 방법으로 몸에 부담을 주지 않는 장점이 있다.

10 혹시 너무 덥게 느껴지면 수건을 찬물에 적셔 얼굴이나 머리에 올려놓아 두한족열의 상태를 계속 유지하면서 머리를 상쾌하게 할 수 있다.

11 지루하면 습기를 머금지 않는 받침대 등을 깔고 책을 읽을 수도 있지만, 은은한 음악을 들으며 명상에 잠기는 것이 가장 완벽한 반신욕일 것이다.

12 허브티를 마시거나 아로마 오일, 천연 허브 등의 입욕제를 목욕물에 첨가하여 한껏 목욕을 즐겨 보는 것도 좋다.

13 탕 내에서의 지압, 가벼운 스트레칭, 셀프 마사지도 도움이 된다. 지압이나 셀프 마사지시에 목욕의 온열 효과와 마사지의 효과가 상승 작용을 일으켜 국부순환과 대사를 촉진한다. 또한 스트레칭과 물의 부력이 몸을 더욱 부드럽고 유연하게 한다.

14 탕 내에서 복식호흡을 시도해 볼 수 있는데, 이는 배의 근육과 복압을 이용해 횡경막을 움직여 호흡하는 것이다. 배를 부풀린다고 생각하고 힘껏 숨을 들이쉬기 시작하여 참을 수 없는 경지에 이르면 "후우"하고 내뿜는다. 다 내쉰 것 같다고 느낀 후에도 마지막으로 배에 힘을 주어 다시 한 번 숨을 뿜어낸다. 복식호흡은 위장관계와 폐의 활동을 원활히 해준다.

15 반신욕이 끝나면 가볍게 따뜻한 물로 전신 샤워를 하고, 수건으로 물기를 닦아 준 후 하체에 바지나 파자마를 입고 두꺼운 면양말을 신어 두한족열의 상태를 오래 유지해 준다. 반신욕 후 선풍기나 차가운 바람을 쐬는 것은 좋지 않다. 이것은 반신욕의 효과를 경감시키는 것이다.

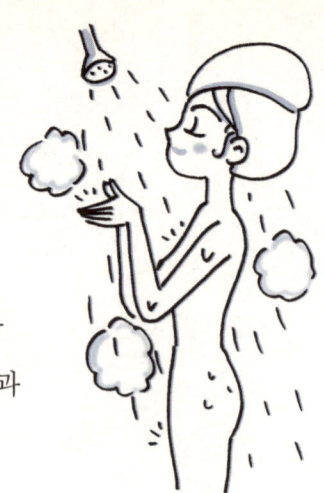

16 목욕 후 가볍게 물기를 제거한 다음, 보습 로션이나 크림을 바른다. 특히 아토피나 건성 피부를 가진 사람들, 피지 분비와 피부 보습막 형성 능력이 떨어지는 노인들의 경우 잊지 말고 꼭 발라야 한다.

17 얼굴은 약간 차가운 물에 가볍게 마사지하듯 세안한 후 자극성 없는 스킨, 로션, 에센스 등을 발라주는 것이 좋다. 강한 스크럽이나 피지제거 팩 등은 목욕으로 보호막이 약해진 피부를 파괴시킬 수 있으므로 주의해야 한다.

18 반신욕 후 물이나 녹차 1, 2잔을 마신 후 잠자리에 들거나 30분 정도 휴식을 취한다.

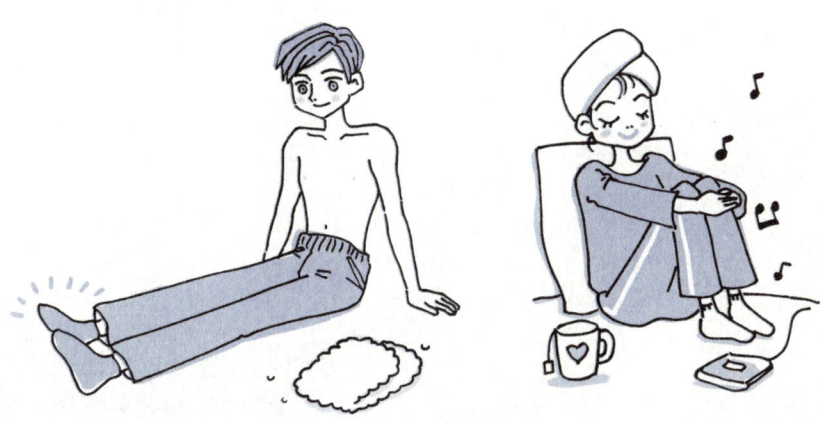

19 욕조의 물은 버리지 말고 더운물을 보충하면 다른 가족이 반신욕을 할 수 있다.

20 매일 또는 일주일에 3번 정도 꾸준히 시행한다.

Tip

반신욕을 할 때 머리카락을 그냥 두면 20여 분 간 수분으로 인해 케라틴 층이 쉽게 상할 위험이 있다. 그러므로 목욕을 하는 동안 수건이나 캡을 써서 머리카락을 보호해 주거나 샴푸 후 트리트먼트 제품으로 마사지 한 후 캡을 두르면 욕실 내 증기와 수분으로 영양이 확실히 머리카락에 스며드는 일석이조의 효과를 거둘 수 있다.

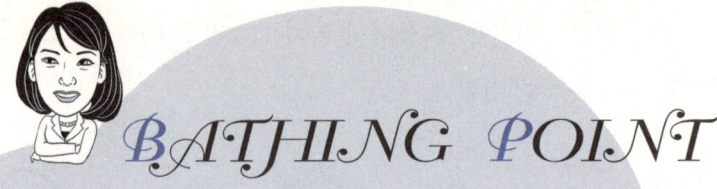
BATHING POINT

안전사고

목욕 후 탕에서 나올 때 주의해야 한다. 물 속의 부력 때문에 가벼워진 느낌으로 몸을 움직이다가는 몸에 무리가 될 수 있기 때문이다. 또한 물기 때문에 미끄러운 욕실 바닥을 잘못 디뎌 넘어지는 등의 큰 사고를 당할 위험이 있으므로 욕실바닥은 되도록 젖지 않게 유지하는 것이 좋다. 노인의 경우 혈관의 적응력이 떨어져 따뜻한 탕에서 갑자기 서늘한 곳으로 나오면 혈관이 수축하여 혈압이 높아질 위험이 있으므로 조심해야 한다. 노인들의 경우 목욕을 할 때 사고사가 자주 일어나므로 각별히 조심해야 한다. 욕실에서 전기제품을 사용할 경우 감전의 위험이 있으므로 항상 주의를 해야 한다.

반신욕의 자세

등을 굽히지 않은 바른 정좌 자세로 앉아야 한다. 두 팔은 자연스럽게 욕조 양쪽에 걸쳐놓고 다리는 편하게 뻗거나 살짝 굽히면 된다. 허리가 아픈 사람의 경우 허리를 굽혀 두 다리를 감싸 안은 자세가 안전할 수 있다.

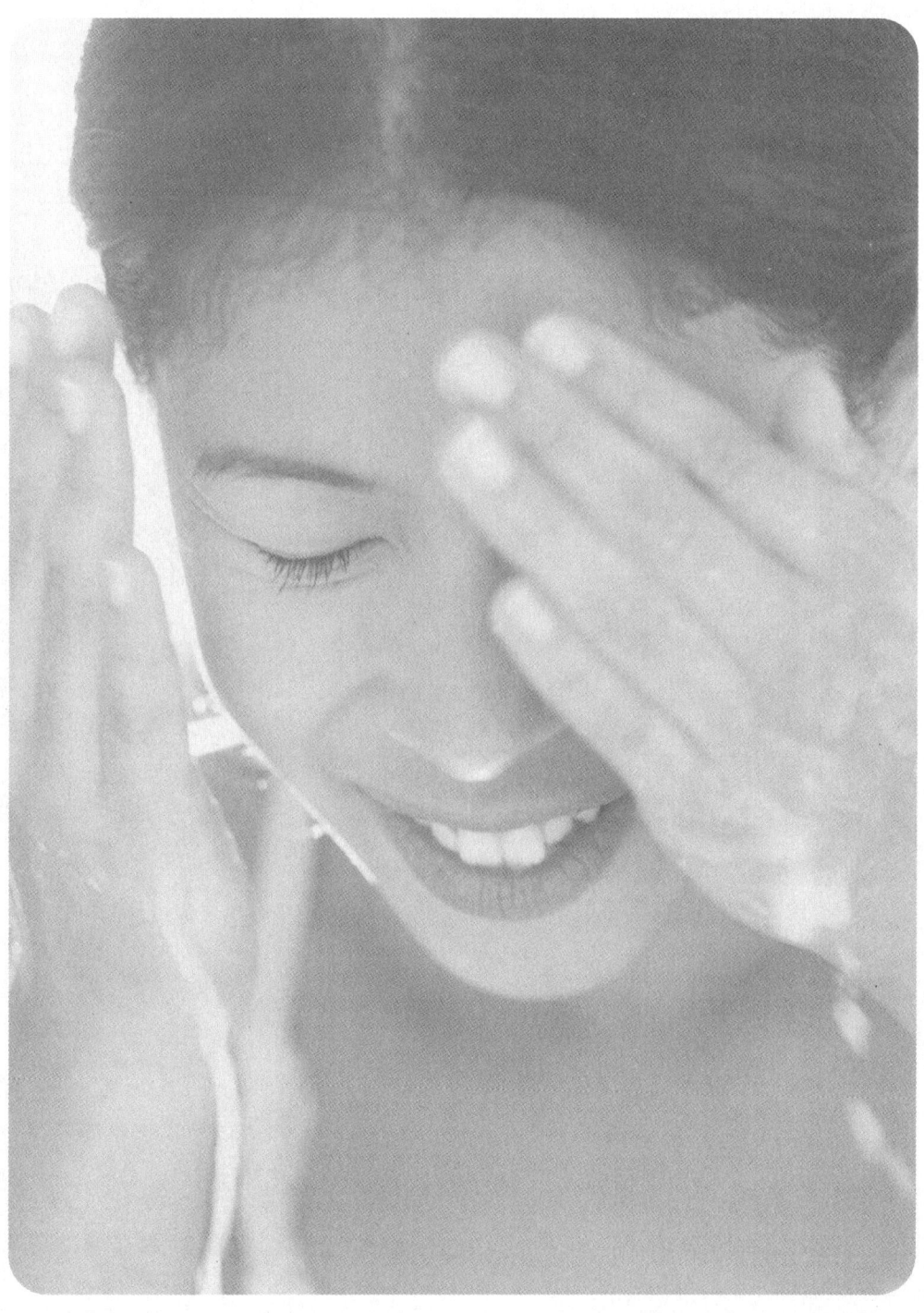

Spa therapy

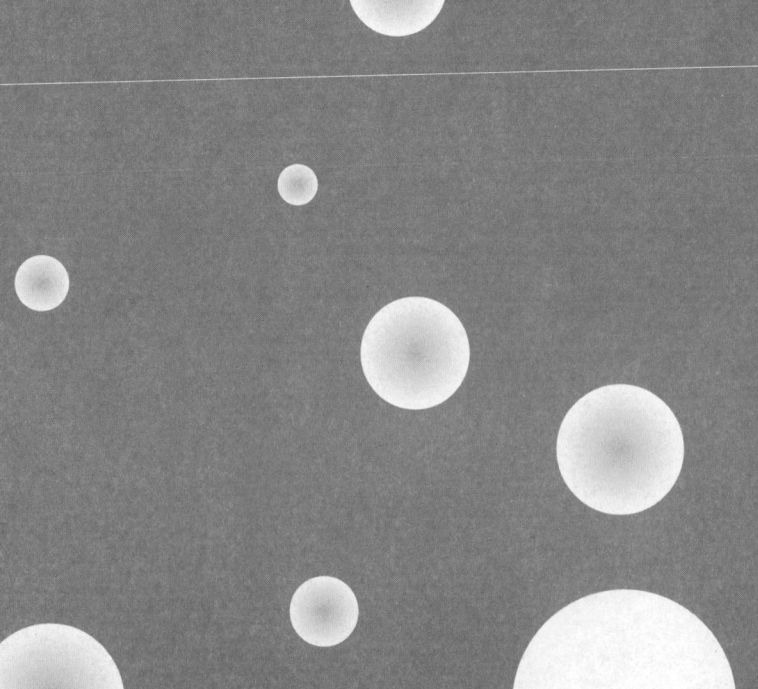

CHAPTER 4

스파 테라피

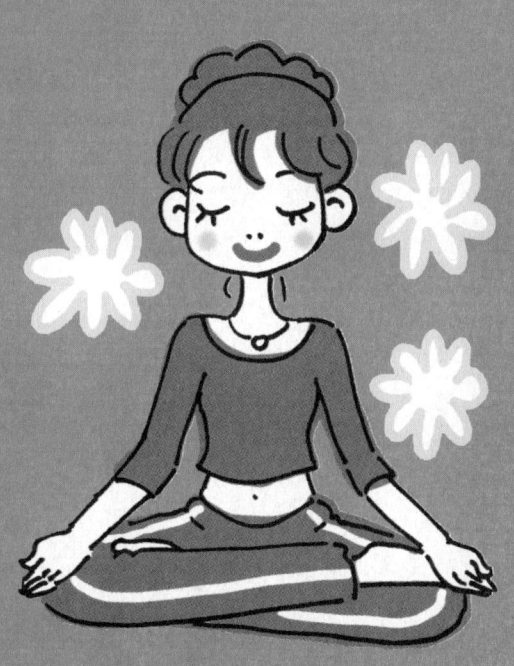

Spa therapy, Hydrotherapy

스파란 물을 마시거나 물에 몸을 담금으로써 질병을 치료하고 건강을 증진시키는 수치료, 물치료(hydrotherapy, balneotherapy, spa therapy)를 의미한다. 다시 말해서 앞에서 설명한 여러 가지 목욕법은 이러한 물치료의 중요한 한 부분이다.

물치료를 다시 한번 정의하면 건강증진과 질병치료를 위한 물의 과학적인 이용(마시거나 담그거나)을 의미한다. 좀 더 자세하게 말하면 머드나 해초 등을 이용한 해양 치료(thalssotherapy), 주로 사해 등지에서 머드를 이용한 치료(pelotherapy), 태양 광선 치료를 결합한 치료(heliotherapy) 등이 포함되는데 독일이나 프랑스 등의 유럽 등지에서 꾸준히 시행되어 왔다. 지금은 현대의학의 치료에 일정 부분 통합되어 건강한 사람들의 평상시 건강증진 요법이나 기존의 수술이나 약물요법 치료와 병행요법, 또는 이들 치료를 더 이상 할 수 없는 환자들에게 적용된다.

스파는 마사지나 운동 요법, 아로마나 해초 요법과 병합되어 물의 물리적 특성(부력), 화학적 특성(각종 미네랄), 온도의 효과 등으로 인해 피부청결뿐만 아니라 피부미용, 재활운동치료, 비만치료, 스트레스 해소, 웰빙 요법 등의 다양한 효과를 지닌다.

스파의 역사

스파의 어원은 라틴어로 물을 통한 건강(solus per aqua)을 의미하거나 또는 온천수로 유명했던 벨기에의 Spau라는 마을 이름에서 유래되었거나 또는 남부 벨기에의 왈룬 지방에서 온천을 의미하던 espa라는 단어에서 출발했다고 추측된다.

성경에 나와 있듯이 예수 그리스도는 물로 세례를 주고 병든 자를 치료한 가장 위대한 의사였다. 그러나 역사적으로 훨씬 이전인 기원전 450년경 의학의 아버지 히포크라테스는 물을 마시고 목욕을 함으로써 체액의 불균형을 교정하여 거의 모든 질병을 치료하였다고 한다.

로마시대에는 해수와 강물을 끌어들이는 거대한 관수 사업으로 콜로세움에 버금가는 규모의 목욕탕이 로마에만 800여 개나 만들어졌다고 한다. 그래서 로마는 목욕탕 때문에 망했다는 말이 있을 정도이다. 그 시대의 피터 황제도 그의 질병을 치료하기 위해 스파를 방문했다고 한다.

진화론으로 유명한 찰스 다윈의 아버지 에라스무스 다윈(Erasmus Darwin)은 당대에 유명한 의사였는데 물치료의 효과를 기록으로 남겼고, 이후 미국의 벤저민 프랭클린(Benjamin Franklin)이 오늘날의 서양의 목욕 문화와 수영 운동을 정착시켰다고 한다.

본격적인 물치료의 개막은 19세기 오스트리아 - 헝가리 제국의 빈센트 프레츠니츠(Vincent Priessnitz)라는 농부와 비슷한 시대에 독일의 크나이프 신부에 의해서였다. 독일 발바리아 지방의 뵈리스호펜 본당 사제인 세바스찬 크나이프(Sebastian Kneipp. 1821~1897년) 신부는 사제가 되기 위한 공부 중 심신이 쇠약해졌는데 우연히 물치료에 대한 조그마한 책자를 발견하고 스스로 적용해 본 결과 그 놀라운 치유 능력을 알게 되었다. 그리고는 자신을 찾아오는 가난한 사람들의 병을 하나둘씩 고치는 것이 소문이 나서 전국의 수많은 환자들뿐 아니라 교황 레오 13세, 영국의 국왕 에드워드 8세 등도 물치료를 받았다고 한다. 이후에도 크나이프 신부는 각탕, 좌욕, 반신욕, 찜질, 냉온 관수법 등 120여 가지에 이르는 다양한 물치료법을 수십 년 간 적용하고 정립하여 1886년에 『나의 물치료법(My water cure)』이라는 책을 펴내어 큰 인기를 모았다고 한다.

제1차 세계대전 후 유럽은 의료 제도의 국영화로 일시적으로 물치료의 영역이 축소되었으나 얼마 지나지 않아 다시 활발히 의학적 치료로 통합되었고, 유럽의 여러 곳에는 큐어 타운(kur, cure town)으로 불리는 스파 마을이 있다. 또한 유럽의 여러 나라에서는 사회 의료 보험 제도에서 물치료를 인정하고 있기 때문에 의사가 그 환자에게 적절한 목욕방법, 결합할 수 있는 마사지나 머드 온열 치료, 약초 래핑 치료를 처방하기도 한다. 처방에 따라 관절염 환자, 만성 통증 환자, 피부병 환자들은 몇 주 동안 식사와 숙식이 제공되는 휴양지에서 매일 치료를 받는다.

바다를 건너 미국으로 넘어오면서 스파의 개념이 변하였다. 즉 스트레스와 피로는 쌓여 가는데 바쁜 도시인들은 휴가를 낼 수가 없었다. 그러나 점점 더 건강과 아름다움에 대한 열망은 커져 갔고 이에 탄생한 것이 휴가 없이도 원하면 날마다 이용할 수 있는 데이 스파(day spa)였다. 그 중 엘리자베스 아덴의 살롱(the Red Door Salons of Elizabeth)이나 조제트 클링거 살롱(Georgette klinger's salon) 등이 좀 더 피부관리의 비중을 늘린 스파 살롱이었다. 이것은 기존의 스파보다 좀 더 부유층을 위한 스파의 형태였다. 또 하나의 개념은 주로 비만치료, 바디 피트니스를 위한 데스티네이션 스파(destination spa)였고 대부분의 환자는 비만환자였다. 이후 스파의 형태는 다양하게 발전되었다.

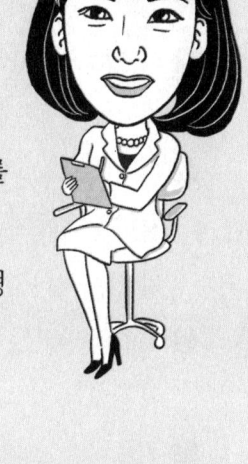

Spa therapy

스파의 종류

❶ 리조트 스파(resort spa), 호텔 스파(hotel spa) : 호텔이나 리조트에서 일반 다른 손님들과 머물면서 스파 치료를 받는다.

❷ 어메니티 스파(amenity spa) : 우리 나라 호텔에서 제공하는 스파 서비스라고 생각하면 된다. 호텔의 여러 시설 중 일부로 스파가 포함된 형태이다.

❸ 데스티네이션 스파(destination spa) : 오로지 스파 치료를 받는 환자와 손님만으로 운영되는 리조트 겸 치료지이다.

❹ 피트니스 스파(fitness spa) : 운동 시설, 사우나 등의 시설과 같이 운영된다.

❺ 뷰티 스파(beauty spa) : 살롱 스파나 에스테틱 형태로서 주로 미용에 관련된 시술을 한다.

❻ 메디컬 스파(medical spa) : 점차 건강과 아름다움을 같은 연장선 상에서 보면서 의학적 치료와 스파 치료를 적절하게 결합시킨 형태이다.

❼ 풀 데이 스파(full day spa) : 치료 목적의 샤워나 욕조 시설을 갖추어 얼굴과 전신 관리를 하는 스파이다.

❽ 데이 스파(salon) : 주로 얼굴과 전신 관리를 하며 간단한 샤워 시설 이외에 물치료 시설은 없는 일종의 변형된 형태이다.

우리 나라에서는 신혼여행시 남태평양 휴양지에서 받는 스파 이외에는 왠지 사치스러운 고급 살롱의 이미지로만 그려져 온 것이 사실이다. 즉 뷰티 스파 형태로 주로 여겨져 왔고 실제 메디컬 스파나 물치료를 병합한 데이 스파의 형태는 최근 들어서야 하나 둘씩 출현하고 있다. 웰빙 열풍으로 보다 폭넓은 건강증진과 통합된 치료로서의 스파에 대한 관심이 높아지고 있는 지금에 클리닉이나 살롱 등에서 행해지는 스파의 방법이나 효과, 그리고 손쉽게 집이나 사무실에서 즐길 수 있는 스파를 차례대로 알아보자.

스파 치료를 해서는 안 되는 사람

❶ 급성 염증이나 감염 환자
❷ 암 환자
❸ 간이나 신장 기능이 크게 저하된 환자
❹ 정신 이상자, 알코올 중독자
❺ 심한 고혈압 환자나 심부전 환자
❻ 염증성 류머티즘 환자
❼ 수술을 요하는 디스크 환자
❽ 점점 심해지거나 퍼지는 천골 이하의 통증을 호소하는 환자

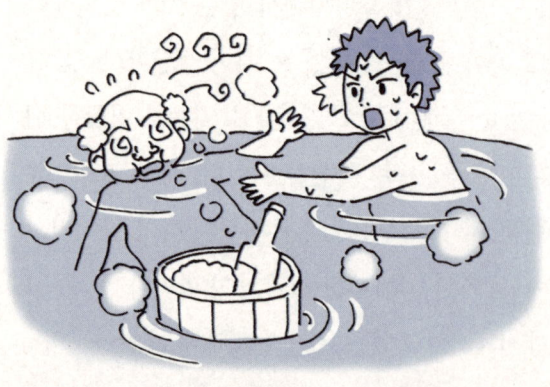

해양 치료

 머 드

　심해의 진흙, 화산재와 유황성분이 풍부한 팡고 머드(fango Peloid), 빙하 머드, 무어 머드 등의 기원은 자연의 토양이다. 우리 나라에서는 보령의 진흙이 유명해 최근 머드 축제도 성황리에 열린 바 있다. 수천 년 전 클레오파트라가 일찍이 미용을 위해 사용해 온 사해의 미네랄과 유황이 풍부한 머드

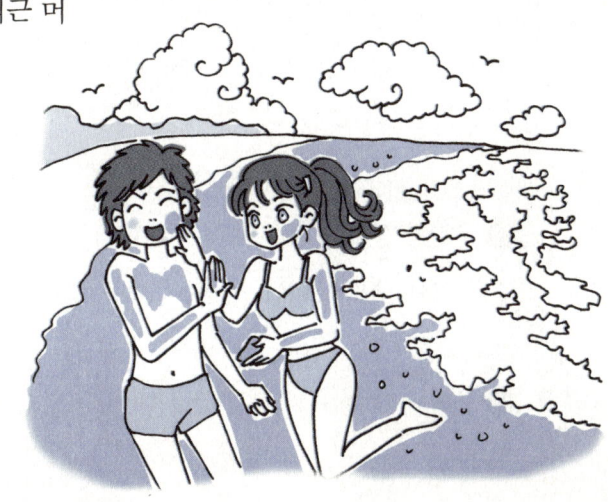

는 예로부터 치료에 응용되어 왔다. 2세기경 로마시대의 의사 클라디우스 갈레누스(Claudius Galenus)는 관절과 근육 등의 만성통증과 부종, 염증제거에 탁월한 진흙찜질을 서술한 바 있다. 크게 여덟 가지의 종류가 있는데 Allophane, Kaolinite(Kaolin), Halloysite, Smectite, Illite, Chlorite, Vermiculite, Sepiolite 등이 있다. 이 가운데 스파나 미용 치료에는 Kaolinite(Kaolin), Smectite, Illite, Chlorite 등이 주원료가 된다.

머드의 특징

❶ 진흙은 물보다 점성이 높아 대류(액체나 공기의 흐름에 따른 열의 전달)가 아니라 전도(사이를 연결하는 물체나 물질을 통해서만 이뤄지는 직접적인 접촉에 의한 열 전달)에 의해서만 열이 전달된다. 따라서 외기로의 열 손실이나 방출이 적고, 피부의 과도한 열 손상 없이 좀 더 효과적으로 심부 조직에 열기를 전달할 수 있다. 이러한 온열 효과로 부분 혈류를 증가시키고 대사를 촉진시킨다. 특히 근육의 강직이나 경련을 제거한다.

❷ 양이온이나 음이온의 흡착능력이 강하여 독성물질, 피지 등을 제거하고 흡착한다.

❸ 온열과 삼투압 작용으로 수분과 각종 미네랄 성분(칼슘, 마그네슘, 포타슘, 소디움, 셀레늄, 아연, 철 등)이 피부 속으로 흡수되며 보습작용을 한다.

❹ 물이나 기름 등과 모두 잘 섞여 화장품 등에 많이 이용된다.

❺ 온열 효과를 반복할 때에 코티졸이라는 스트레스 호르몬 등이 생성되어 기분을 전환시키고, 마치 운동의 효과를 느낄 수 있으나 치료 후 피곤함을 느낄 수 있다.

머드 치료를 해서는 안 되는 사람
❶ 급성이나 심한 심혈관계 환자, 급성 염증이나 감염증 환자
❷ 특히 전신 머드팩의 경우 심장질환, 고혈압, 당뇨, 동맥경화증 환자는 해서는 안 된다.

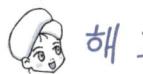 해초

해초는 알칼리성으로 32~60가지의 다른 미네랄과 비타민(vitamin A, B1, B2, B12, C, D, E)을 풍부하게 함유한 또 하나의 생명의 원천이다. 지구상의 어떤 식물보다도 다양한 종류의 해초가 존재하는데 알려진 것만 해도 20만 종이 넘어 해초 연구 또한 하나의 방대한 학문분야이다. 각각의 색소에 따라 초록색, 청록색, 갈색, 붉은 색 등을 띠는데 클로로피타(Chlorophyta), 시아노피타(Cyanophyta), 패오피타(Phaeophyta), 로도피타(Rhodophyta)로 나뉜다.

한껏 편안함을 누리고 싶을 때는 Spirulina · Fucus · Ascophyllum · Chondrus, Corallina 등을 욕조에 풀어 사용하거나, 활력을 원할 때는 Laminaria · Macrocystis · Chlorella, Focus 등을 사용한다.

해초의 특징

❶ 풍부한 미네랄 성분이 대사와 혈액순환을 촉진하여 영양을 공급하고 독소를 배출한다.
❷ 피부를 깨끗이 하고 부드럽게 한다.
❸ 온열 환경시 피부로 침투해 과도한 수분과 지방을 제거하며, 셀룰라이트를 줄여 준다.
❹ 아연 성분이 피지를 조절해 준다.
❺ 셀레늄과 비타민 A, E 성분이 항산화 · 항노화 작용을 한다.

해초, 특히 요오드 성분에 알레르기가 있는 사람은 해초목욕은 피하는 것이 좋다.

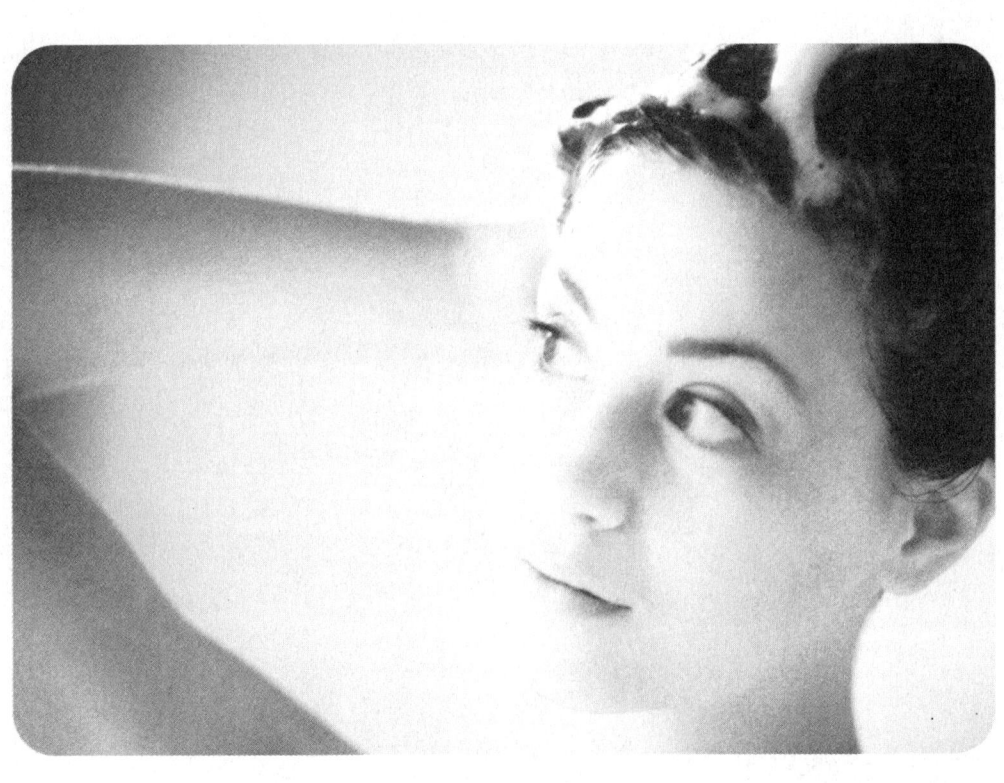

Day spa

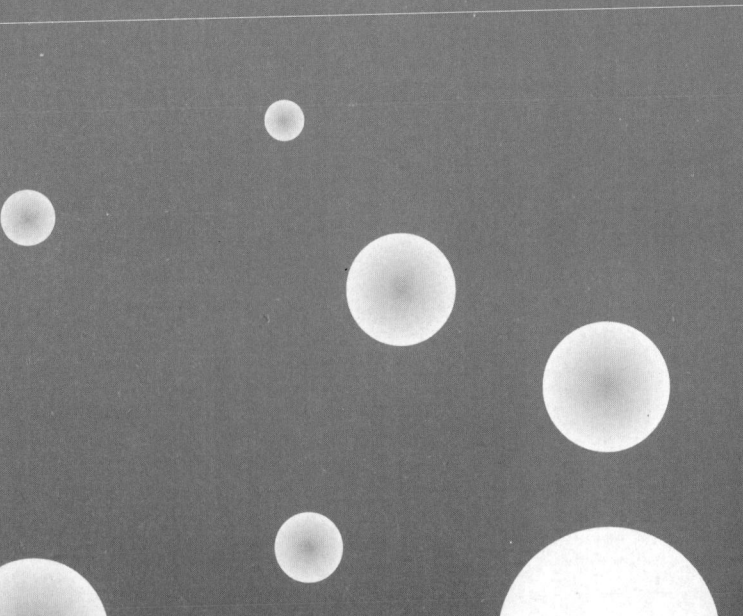

CHAPTER 5

데이 스파 >>>

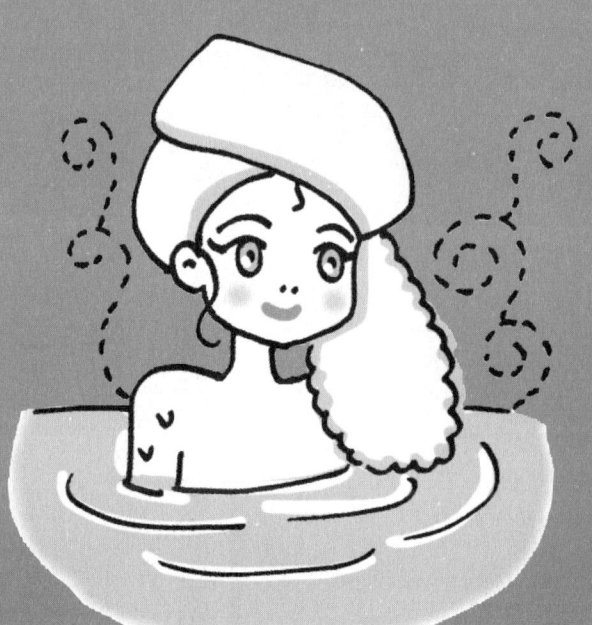

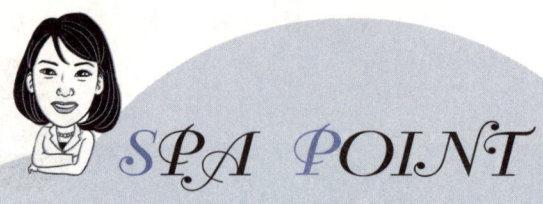

SPA POINT

데이 스파, 리조트 스파에서 스파 치료를 이루는 요소들은 다음과 같다.

- 위생적이고 안전한 개인만의 공간이 가능한 스파 치료 시설
- 샤워 · 목욕 치료
- 얼굴 · 전신 피부 관리
- 부분 집중 치료 : 등, 가슴, 종아리, 손, 발 등
- 마사지
- 아로마 치료
- 두피 · 두발 · 손톱 · 발톱 관리

샤워·목욕 치료

 샤워

다른 물치료 방법에 비해 청결유지 기능만을 강조한 것이지만 그 외에도 따뜻한 샤워는 운동 후 긴장완화 효과를, 차가운 샤워는 상쾌함을, 스팀 샤워는 근육의 기능회복을 돕는다. 주로 바쁜 직장인들이 아침에 선호하는 방법이다.

샤워시 때를 민다기보다 까칠한 타월이나 브러시로 가볍게 밀어 주면 피부의 혈액순환을 촉진하며 노폐물을 없애 준다.

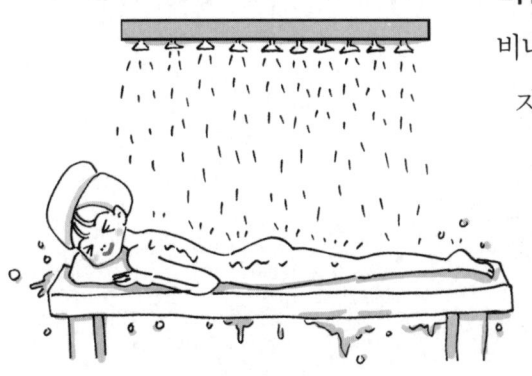

버쉬 샤워(vichy shower) | 하반신 마비나 전신 마비 환자, 심혈관계 질환 환자를 위해 고안된 것으로 사람으로부터 120cm 위에 가로로 놓인 샤워 기둥의 여러 노즐에서 엎드려 있는 환자에게 폭포처럼 물이 떨어진다. 머드나 해초 래핑 등의 치료 후에 헹구어 낼 때도 유용하다.

스위스 샤워(swiss shower) | 연속해서 세로로 배열된 여러 개의 샤워기 기둥에서 한꺼번에 32~64개 정도의 샤워기를 통해 어깨에서 발까지 세차게 한꺼번에 물이 분사되는 샤워법이다. 마사지나 전신 피부 관리 등을 한 후에 효과적이다.

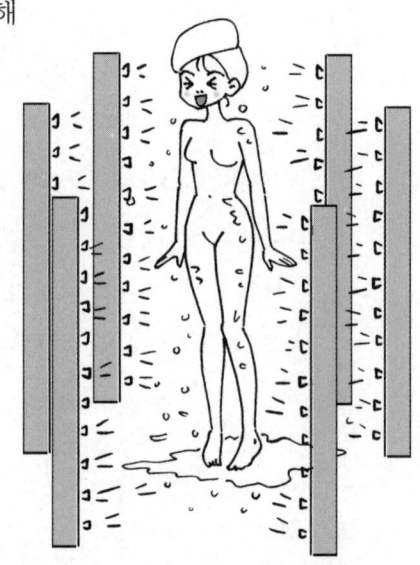

관수(Affusion)

크나이프 신부가 고안한 것으로 호스 등으로 물을 신체 어느 부위에 부어 주는 것으로써 온도와 압력의 효과로 긴장을 유지하고 혈액순환을 촉진하며 몸의 열 생성을 촉진하는 효과가 있다. 스코치 호스 샤워 블리츠 제트(Scotch hose shower blitz jet)와 같이 특수 고안된 호스가 이용되기도 한다. 주로 찬물을 이용하며, 따뜻한 물과 번갈아 시술하기도 하고 시술 후에는 몸과 발을 따뜻하게 보온해 주어야 한다. 팔, 다리, 얼굴, 목 등에 부분적으로 시술하거나 사우나나 온욕 후에 마무리 방법으로 전신에 적용하기도 한다.

추위에 민감하거나 수족냉증 환자, 혈압이 불안한 환자, 비뇨기계 감염 환자, 열이 있는 환자 등은 피하는 것이 좋다

전신욕(Hot tub bath)

단순히 욕조에 몸을 담그는 방법이나 해수·온천 등 특별한 물을 이용하는 방법, 또는 월 풀(Whirl pool), 상품명이 일반화되어버린 자쿠지(Jacuzzis) 등 다양한 욕조를 이용하는 방법이 있다. 일반적으로 욕조의 입욕을 즐기는 것은 여성들에게만 국한된 생각이 들지만 실제로 영국의 윈스턴 처칠 수상은 하루에 2번씩 목욕을 즐기며 긴장을 풀었다고 한다. 해

초·약초 등의 천연 입욕제를 이용한 피토테라피(Phytotherapy), 해초나 머드를 이용한 딸라소테라피(Thalassotherapy), 다양한 아로마 에센셜 오일을 이용한 아로마테라피(Aromatherapy)로 웰빙을 더욱 즐길 수 있다.

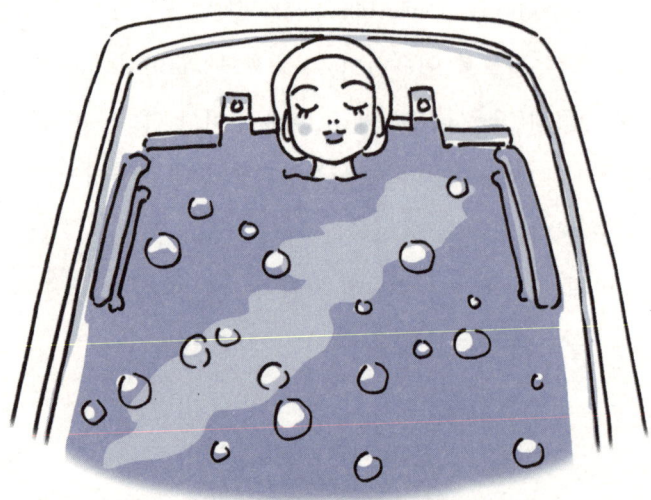

월 풀 | 욕조 안에 특수 고안된 프로펠러나 물을 뿜어내는 노즐 등으로 욕조 안에서 약한 물리적 자극을 주어 피로나 근육의 긴장을 완화시키는 것이다. 만성 통증 환자나 관절염 환자, 반신 마비 환자 등에게 치료시 이용된다. 이 가운데 자쿠지라는 회사에서 만든 월 풀 욕조가 마치 고유 명사처럼 쓰이기도 한다.

언더워터 마사지(underwater massage) | 치료사가 호스 등을 이용해 수압으로 물 안에서 시행하는 경우인데 월 풀보다는 보다 센 수압이 작용한다. 저항으로 인해 간접 근육 운동이 되며 셀룰라이트 분해와 정체된 림프의 순환 촉진에도 도움이 된다.

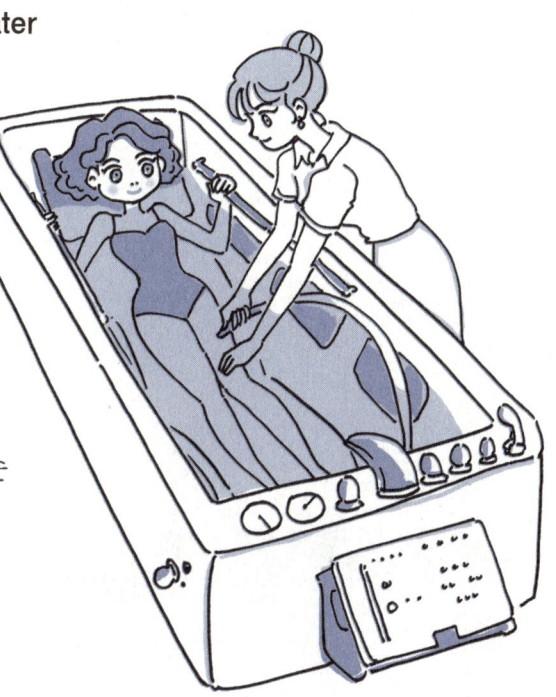

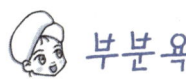 부분욕

팔, 다리, 발 등 부분 치료를 위해 고안된 욕조를 이용하여 다양한 스파 프로그램과 함께 이루어지고 있다.

전신 치료·관리

전신 스파 치료의 목적은 다음과 같다.

- **긴장완화**
- **피부 상태 개선** : 각종 미네랄의 효과와 물의 온열 효과로 혈액순환이 좋아지고 노폐물 대사가 촉진된다. 또한 약물 흡수나 마사지 등의 효과가 높아진다.
- **생활의 활력**
- **근육긴장, 근육통 호전** : 여러 프로그램들이 합쳐져 근골격계 질환이나 증상을 호전시킨다.

하이드로테라피(Hydrotherapy)

메디컬 스파에서 특히 강조되는 부분으로 만성통증, 관절염 등의 치료에 이용된다. 물 속에서 물리 치료는 부력에 의해서 균등한 무게가 각 관절에 전달되기 때문에 관절염 환자의 경우 무리 없이 물리 치료나 운동을 할 수 있다. 또한 물 속에서 운동이나 마사지를 할 경우 물의 저항이나 물 흐름으로 인해 그 효과를 더욱 높여 준다. 물의 온열 효과가 경직된 근육을 유연하게 해준다.

주로 리조트 스파에서 활발히 이루어지나, 크나이프 하이드로테라피나 전신욕시 월 풀 욕조나 언더워터 마사지 등을 통해 데이 스파에서도 규칙적으로 시행될 수 있다.

 ## 전신 피부 관리

꾸준한 피부 관리를 통해 피부를 보다 아름답고 건강하게 유지, 증진시켜 줄 수 있다. 건강한 상태의 피부를 더욱 아름답게 할 수는 있으나 치료 효과를 기대해서는 안 된다.

엑스폴리에이션(Exfoliation)

죽은 각질세포를 제거함으로써 피부에 생기를 주며 부드럽게 하고 혈액순환을 촉진한다. 또한 영양물질이나 보습제가 잘 스며들게 하므로 얼굴과 전신 스파 관리에서 기본적으로 제일 먼저 한다.

다만 문제가 되는 것은 대부분의 과정에 있어 지나치게 각질제거가 되기 쉽다는 것이다. 그런 경우 오히려 피부를 일시적으로 예민하게 만들고 피부노화를 촉진할 수 있다. 또한 화학적 각질제거와 비교하여 무리한 물리적인 각질제거는 피부를 딱딱하고 두껍게 만들 수도 있다. 각각의 방법과 피부 타입에 따라 처음에는 아주 약하게 시작하여 자신의 피부에 맞는 정도와 간격을 선택하는 것이 좋다. 여기서 다시 한번 강조하지만 이태리 타월로 박박 문지르는 전형적인 무리한 각질제거는 절대 금물이다.

각질제거의 종류

❶ 부드러운 염소털과 같은 브러시로 물리적으로 할 수 있으며 이는 마사지 효과와 같이 혈액순환을 촉진한다. 보통은 마른 피부에 문질러 주지만 예민한 사람들의 경우는 젖은 피부에 문질러 준다.

❷ 솔트 글로(salt glow) : 사해염과 같이 부드럽게 정제된 소금을 액체에 섞어 문질러 줌으로써 각질을 제거하는데 민감한 피부를 가진 사람의 경우 농도를 낮게 하고, 48시간 전에는 면도 등을 하지 않아야 한다. 털이 많은 부위에서는 오일을 섞어 시행하기도 한다. 끝나면 헹구어 낸 후 바디 로션 등으로 보습을 꼭 해주어야 한다.

❸ 바디 폴리시(body polish) : 오트밀이나 견과류, 폴리에틸렌 등과 같은 알갱이들이 들어있는 크림이나 젤 등을 문지름으로써 각질제거를 하는데, 잘못하면 정도를 지나칠 수 있으므로 주의해야 한다.

❹ 파파야 등과 같은 각질 단백질 분해효소를 이용한다. 이는 엄밀히 말하면 벗겨내는 것이 아니라 녹여내는 것으로써 다른 방법에 비해 각질제거 효과는 월등하면서도 자극성은 약한 가장 이상적인 방법일 수 있다.

전신 래핑, 마스크

　다양한 바디 래핑이나 마스크 요법은 각 재료의 풍부한 미네랄 성분으로 독소배출과 미네랄 공급 효과를 줄 뿐 아니라 근육을 부드럽게 하고 혈액순환과 대사를 촉진하는 역할을 한다. 마무리시에는 미지근한 물 샤워로 헹구어 낸 후 다음 관리로 연결되거나 모이스처라이저나 에센스를 바르는 것으로 끝낼 수 있다.

　그러나 이러한 천연 약초나 머드, 해초 등도 자극성 피부염이나 알레르기성 피부염을 얼마든지 일으킬 수 있으므로 무조건적인 치료는 금물이다.

❶ 전신 머드 마스크(Full-body mud mask) : 데워진 머드를 바르고 바디 래핑 후 20~30분간 있다가 헹구어 낸다.

❷ 전신 허브 팩(Full-body herbal body pack) : 타월로 먼저 몸을 감싼 후, 약초나 아로마 오일과 함께 삶아진 린넨 천을 몸에 두르고 다시 시트로 한 겹 더 싼다. 30분 정도 기다리는 동안 더울 수 있으므로 차가운 수건 등을 이마에 대어 열을 식혀 준다.

❸ 전신 해초 마스크(Full-body seaweed mask) : 해초가루를 물에 개어 전신에 바르고 알루미늄 호일이나 랩 등으로 싼 후 20~30분간 누워 있는다. 후에 비쉬 샤워 등으로 헹구어 낸다.

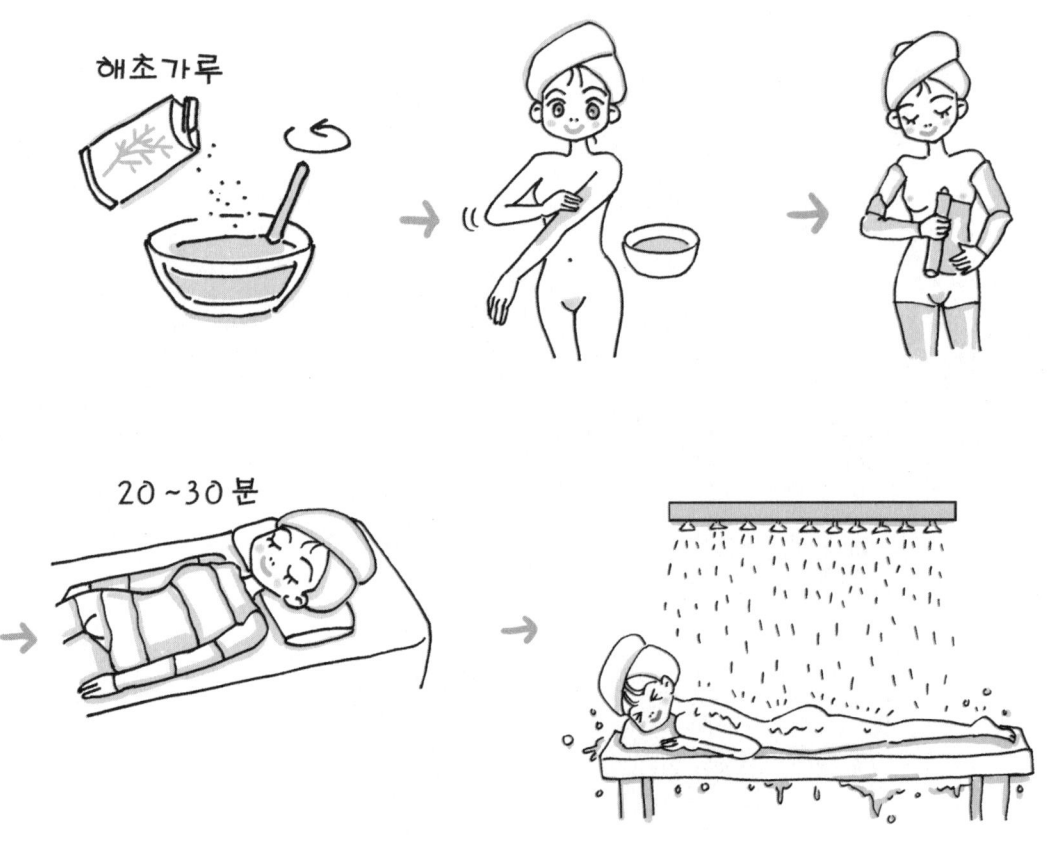

부분집중 치료·관리

 셀룰라이트, 등, 가슴, 종아리 등의 특수 부분 관리

전신 관리의 내용을 부분적으로도 적용시켜 할 수 있을 뿐만 아니라 각각의 특수한 목적으로만 추가로 시행하기도 한다.

 셀룰라이트

마사지나 스파 치료로 셀룰라이트를 호전시킬 수 있다. 순환을 촉진하고 대사를 활발하게 하여 지방 등의 노폐물 배설을 촉진하는 것이 기전이다. 또한 최근 셀룰라이트 전문 치료로 엔더몰로지라는 특수 기계가 고안

되어 활발히 임상에 쓰이고 있다. 이것의 원리는 지방세포를 잡고 있는 결합조직을 튼튼히 하여 지방 세포들이 돌출되거나 늘어지는 것을 막아주는 것이다. 그러나 셀룰라이트를 완전히 제거하기 위해서는 일단 다이어트와 운동으로 지방 세포를 줄이는 근본적인 치료와 반드시 병행하여야 한다. 스파 치료로서 호전이 될 수는 있으나 치료는 될 수 없으며 또한 이 자체의 몸무게 감소 효과는 미미하다는 것을 명심해야 한다.

 가슴

가슴의 경우 피부를 매끄럽고 탄력 있게 하는 것을 목적으로 한다. 실제로 관리 후 많은 사람들이 리프팅 효과를 느낄 수는 있으나 이는 정확히 말하면 마사지 등의 자극으로 순환이 원활해지고 가슴 근육이 강해져서 느껴지는 2차적인 효과이다. 가슴의 경우도 각질제거나 허브 팩, 머드 팩 등을 해줄 수 있다.

리조트 스파

　스파 치료로 역사가 가장 뿌리깊은 곳은 아마도 사해(Dead Sea)일 것이다. 이곳은 전 세계 사람들이 관절염이나 피부병 등을 치료하기 위해 몰려드는 곳인데 특히 염분이나 미네랄의 높은 함유량 때문에 그렇다.
　피부병 중에는 건선, 아토피성 피부염, 백반증 등에서 뛰어난 개선효과를 보이며 고혈압, 관절염, 말기 폐질환 환자, 크론씨 대장염 등의 내과적 질환 환자들도 호전을 보인다고 한다.
　사해뿐 아니라 남태평양 휴양지의 스파나 온천수 등으로 유명한 유럽 등지의 스파가 전 세계적으로 활발히 운영되고 있다. 이들은 일반 데이 스파 등에 비해 효과가 더 좋고, 충분한 휴식과 치료가 이루어진 경우 길게는 1년간 효과가 지속된다.
　그렇다면 특히 이런 휴양형 스파가 건강을 증진시키는 이유가 무엇인지 알아보자.

치료 기전

❶ 풍부한 산소와 신선한 공기
❷ 바쁜 일상의 스트레스에서 벗어난 편안한 생활
❸ 자연광선 치료 효과, 특히 사해의 해수 성분이 광선 치료의 효과를 더욱 높여 준다.
❹ 단순히 높은 염분 함량 때문이 아니라 사해에는 각종 미네랄 등의 미량 원소가 풍부히 함유되어 있기 때문에 그 치료 효과가 월등하다고 한다. 특히 일정 기간 동안 규칙적인 사해 목욕을 하면 각질 세포 내에 칼슘·마그네슘의 함량 변화로 세포 주기에 변화가 오며, 셀레늄이 염증 매개체의 분비를 줄이고 핏속의 칼슘·아연·브롬 등이 증가하는 등의 영향으로 피부병 증세가 좋아진다.

Tip

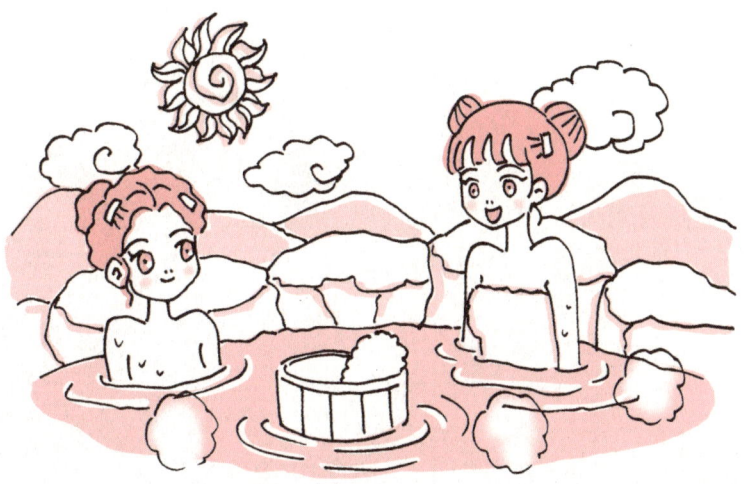

병행 프로그램

리조트 스파의 경우 포괄적인 치료를 위해 다른 보조 치료가 병행되기도 한다.
❶ 전기침, 마사지, 카이로프랙틱
❷ 온열목욕 치료, 머드팩
❸ 수중운동 치료

금기 사항

그러나 이러한 사해의 목욕 치료도 주의를 해야 하는 경우가 있는데 광선에 악화되는 전신성 홍반성 낭창 등의 피부병 환자나 급성 피부 감염, 아물지 않은 상처, 급성 습진, 두드러기나 부정맥 환자 등은 하지 않는 것이 좋다.

Home spa

CHAPTER 6

홈 스파 ≫

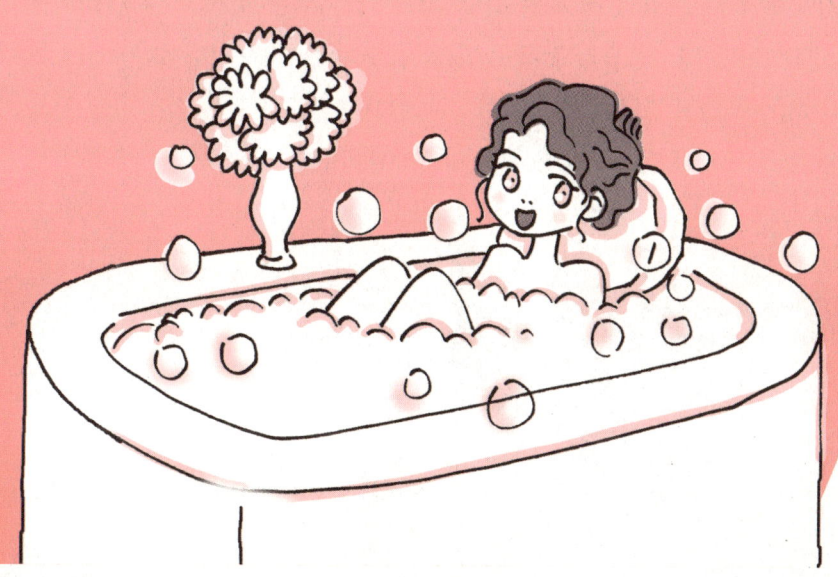

집에서 즐기는 스파!
분위기 만들기

조명
은은하고 부드러운 조명으로 한다. 가능하면 아로마 양초 등만을 켜둔다.

향기
아로마 양초나 가장 좋아하는 아로마 에센셜 오일을 이용한다.

음향
고요 그 자체를 즐기는 것이 가장 이상적이다. 또는 부드러운 분위기의 음악, 또는 자연의 소리가 담긴 음악도 홈 스파(home spa)에 매우 적당하다.

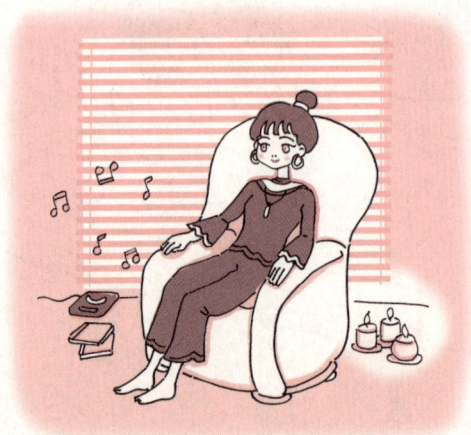

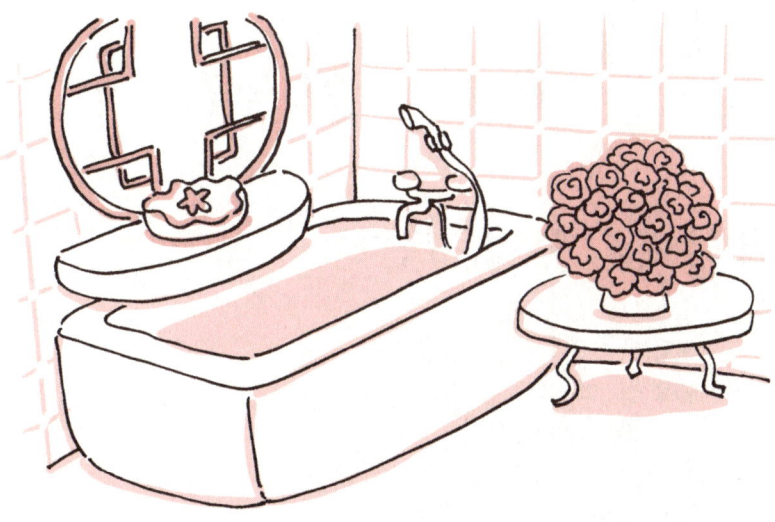

자연
생화 한 다발을 욕실에 두거나 그릇에 담긴 물에 꽃잎을 띄운다.

고 독
잠깐의 시간이지만 누구에게도 방해받지 않도록 가족과 친구들에게 미리 알려 둔다. 사소하게 생각되지만 핸드폰의 구속에서 벗어나 자신에게만 투자하는 시간이 되도록 하라. 당신은 충분히 그럴 자격이 있다.

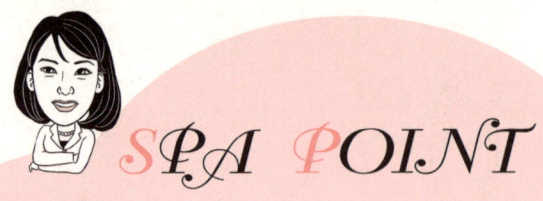

SPA POINT

생활 속의 웰빙 실천하기

1. 잘먹기
2. 물을 많이 마시기
3. 운동, 운동, 운동하기
4. 명상하기
5. 심호흡하기
6. 큰소리로 웃어보기
7. 걱정하지 말기
8. 비판하지 말기
9. 천천히 하기
10. 집중하기
11. 친절하기
12. 자신을 아끼기

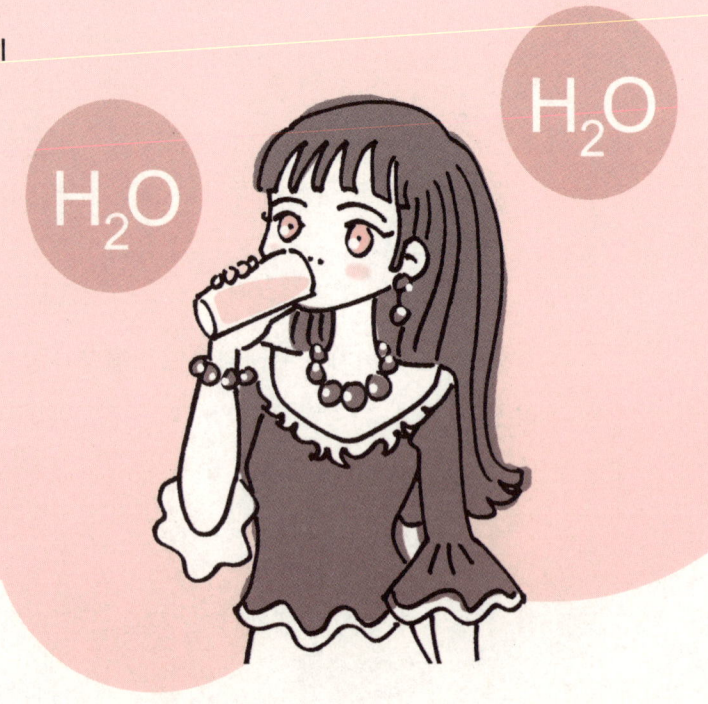

피부 타입별 목욕법

건성 피부

피부에 수분이 부족해 겨울이 되면 쉽게 각질이 생기는 타입이다. 건성 피부인 사람은 너무 자주 목욕을 해서는 안 되고 클렌징 제품도 보습성분이 풍부한 것을 고르는 것이 좋다. 바디 오일이나 크림을 사용하여 피부가 상하지 않게 한다. 우유 목욕이 도움이 될 수 있다.

중성 피부

가장 이상적인 피부 타입이므로 청결에 중점을 두면 된다. 비누나 스크럽제로 피지를 제거한 후 바디 크림이나 로션으로 수분을 공급해 준다.

지성 피부

땀과 피지 분비가 많아 노폐물이 쌓이기 쉬운 피부 타입이다. 특별히 각질과 노폐물 제거에 힘쓰면서 청결하게 관리해야 한다. 목욕 후에는 바디 로션이나 파우더로 피부를 뽀송뽀송 하게 해주는 것이 좋다. 규칙적인 바디 스크럽으로 피지와 노폐물을 제거해 주는 것도 좋다.

클렌징 바디 제품

고체비누

　가장 일반적인 제품으로 더러움과 피지제거를 위한 세정 효과가 높은 것들이다. 거품이 풍부하고 잘 헹구어지며 자극이 적고 부드러운 식물성 제품을 사용하는 것이 좋다.

액체 바디 클렌저

　피부 청결 효과와 클렌징 후 피부에 보습·진정·수렴 효과를 줌으로써 매끄러운 피부를 위한 바디 전용 제품이다. 고체 비누에 비해 풍부한 거품과 촉촉한 사용감이 특징으로 자주 샤워를 하는 사람이나 건조한 피부, 민감한 피부에 더욱 적당하다.

목욕용 오일

　피부의 더러움을 제거하는 동시에 피부를 촉촉하게 해주는 보조적인 역할을 한다. 보습 효과가 높아 건성 피부 또는 건조하고 거칠어지기 쉬운 겨울철에 사용하면 효과적이다. 목욕용 오일을 사용할 경우는 욕조나 바닥이 미끄러우므로 주의해야 하며, 사용하고 난 후에도 남아 있는 오일을 말끔히 씻어내 안전사고에 유의해야 한다.

버블배스

목욕물 안에 넣으면 거품을 이루는 혼합 합성 세제이다. 세정 효과는 고체 비누 등에 비해 떨어지지만 영화 속 주인공이 되어 한껏 심신을 안정시키고 긴장을 풀 수 있다. 정확한 사용량을 지키고 목욕물에 완전히 녹아 거품이 다 생기면 들어가는 것이 좋고 너무 오래 하지 않는 것이 좋다. 자극이 심할 수 있으므로 건성 피부나 민감성 피부인 사람, 어린이의 경우는 하지 않는 것이 좋다.

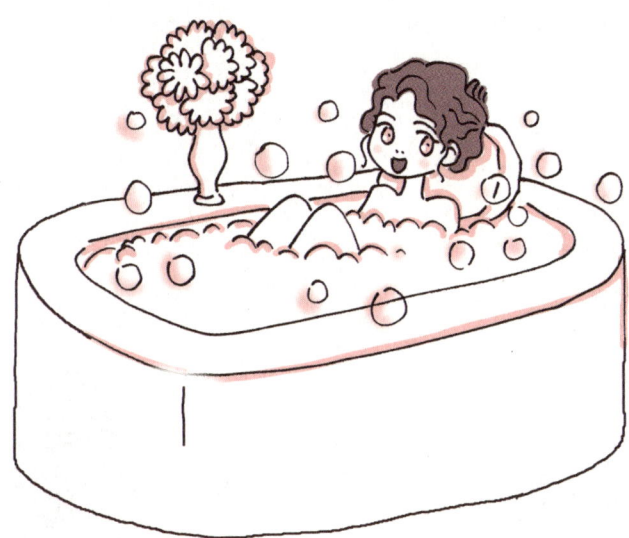

플로랄 워터

증류시킨 아로마 워터로 피부를 촉촉하고 부드럽게 진정시켜 주며 신선한 아로마 향이 전신을 부드럽게 감싸준다.

스크럽 바디 워시

피부의 노폐물과 함께 오래된 각질과 모공 속 노폐물을 제거해 주는 클렌징 제품이다. 건조한 피부에는 너무 자주 사용하지 않는 것이 중요하며 날마다 사용하는 것은 피부에 부담이 될 수 있으므로 일주일에 1~2번 정도가 적당하다.

배스 솔트

다양한 색과 향이 구비되어 있고 미네랄 소금이 함유될 수 있다. 소금의 삼투압 작용으로 노폐물 배설에 효과적이며 피부 긴장과 스트레스를 풀어주는 온천욕 효과를 경험할 수 있다.

배스 비즈

입욕시 욕조 안에 1~2개를 넣으면 캡슐 안에 오일이 뜨거운 물에 녹으면서 자연스럽게 퍼져 나와 온몸을 매끄럽고 윤기 있게 해주는 구슬 모양의 오일이다.

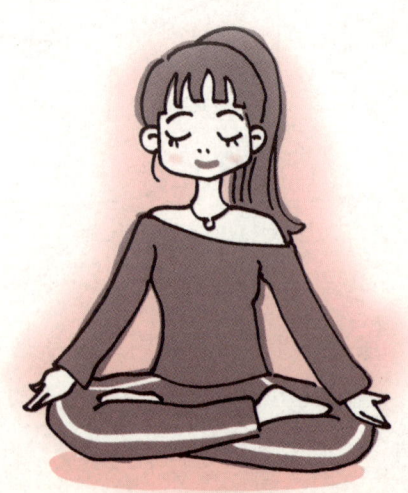

목욕 후 바디 케어 제품

바디 오일

건성 피부, 트거나 갈라진 피부를 회복시키는데 효과적이다. 특히 겨울철 레저 스포츠나 잦은 야외 활동 후 바디 오일을 발라주면 피부를 매끄럽게 관리해 줄 수 있다. 단, 목욕 직후에는 체온이 높아 바디 오일이 모공을 막을 염려가 있으므로 몸이 어느 정도 식었을 때 발라 주는 것이 좋다.

바디 크림

오일과 로션의 중간 정도의 보습 효과로 건성 피부나 각질이 잘 일고 거친 부위에 발라 주면 피부를 효과적으로 보호해 준다.

바디 로션

밀크 타입의 가볍고 산뜻한 사용감으로 피부를 촉촉하게 가꾸어 주기 때문에 피부 타입이나 계절에 관계없이 가장 많이 사용된다. 바디 로션을 사용할 때는 특히 팔꿈치나 무릎, 발꿈치 등 각질이 생기기 쉬운 부분을 세심하게 발라주어야 한다.

바디 토닝

샤워나 목욕 후 피부결을 매끄럽게 정돈시켜주는 수렴 효과와 함께 상쾌하고 산뜻한 피부 느낌과 은은한 향취를 준다. 물기를 제거한 다음 전신에 가볍게 뿌려주거나 손바닥으로 톡톡 두드리면서 발라 준다.

바디 파우더

샤워나 목욕 후 피부를 뽀송뽀송하고 산뜻하게 유지하고 싶을 때 사용하며, 특히 지성 피부나 땀과 피지로 끈적임이 심한 여름철에 사용하면 더욱 좋다. 물기를 제거한 다음 퍼프에 파우더를 적당량 묻혀 몸 전체에 톡톡 두드리듯 발라 준다. 특히 겨드랑이나 팔, 무릎 안쪽처럼 땀이 고이기 쉬운 부분에 세심하게 발라 준다.

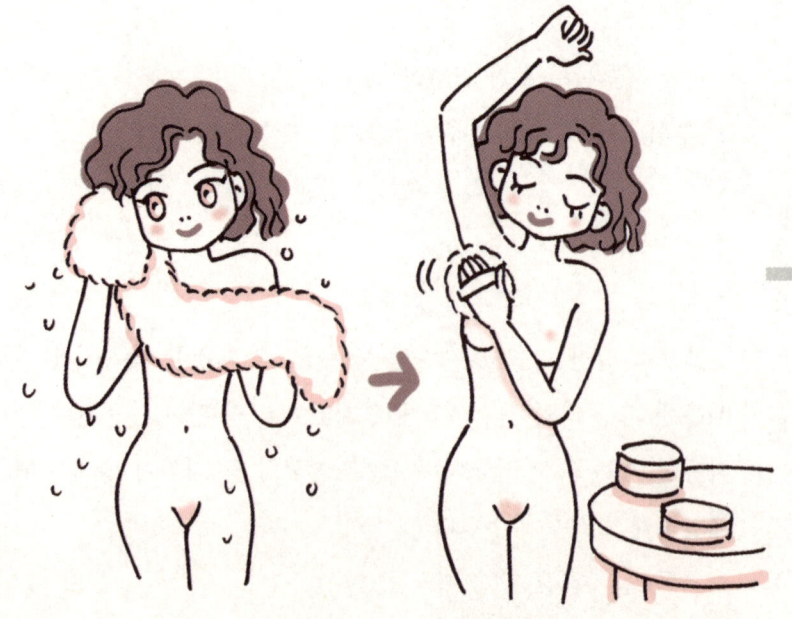

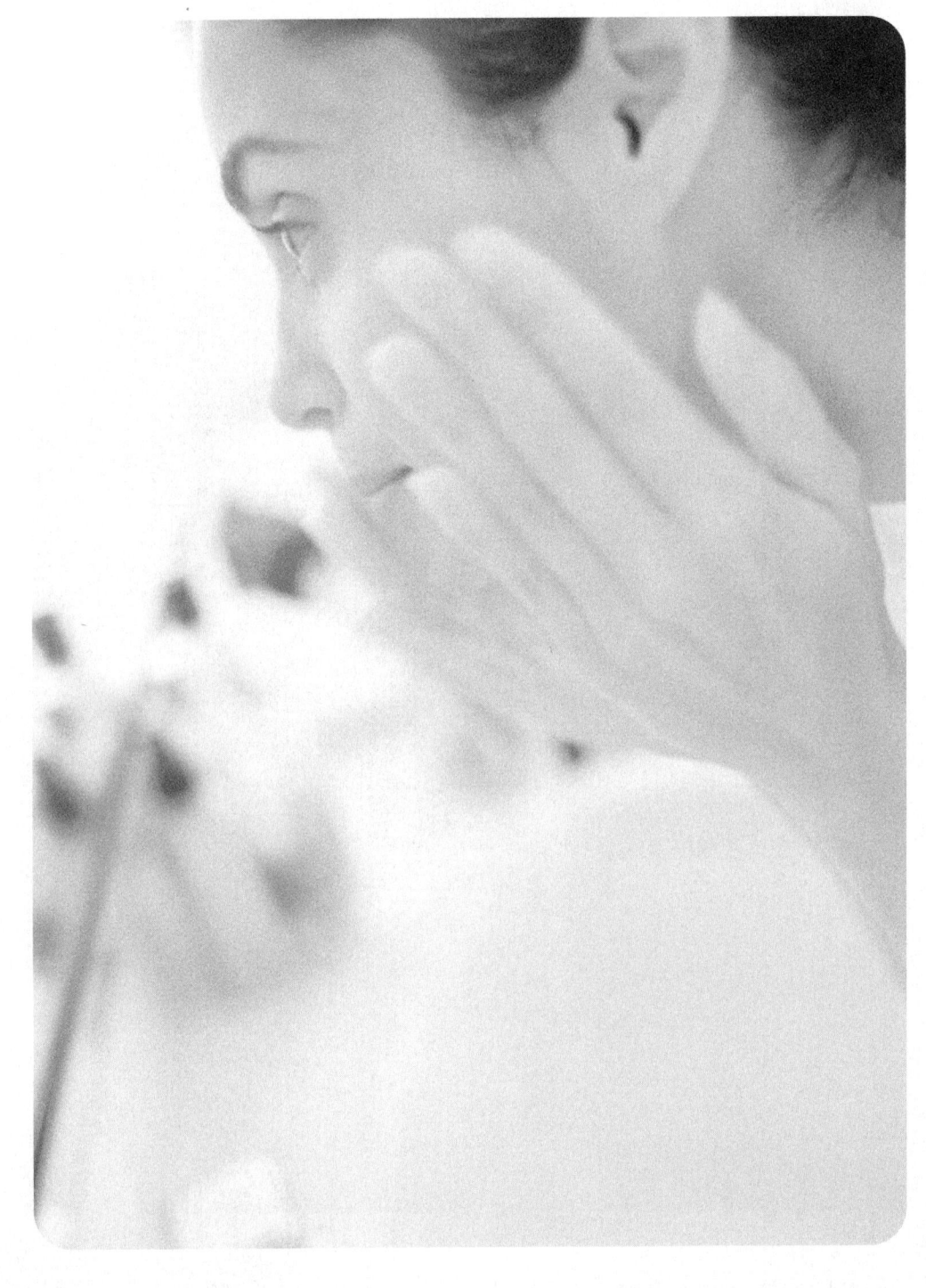

Massage

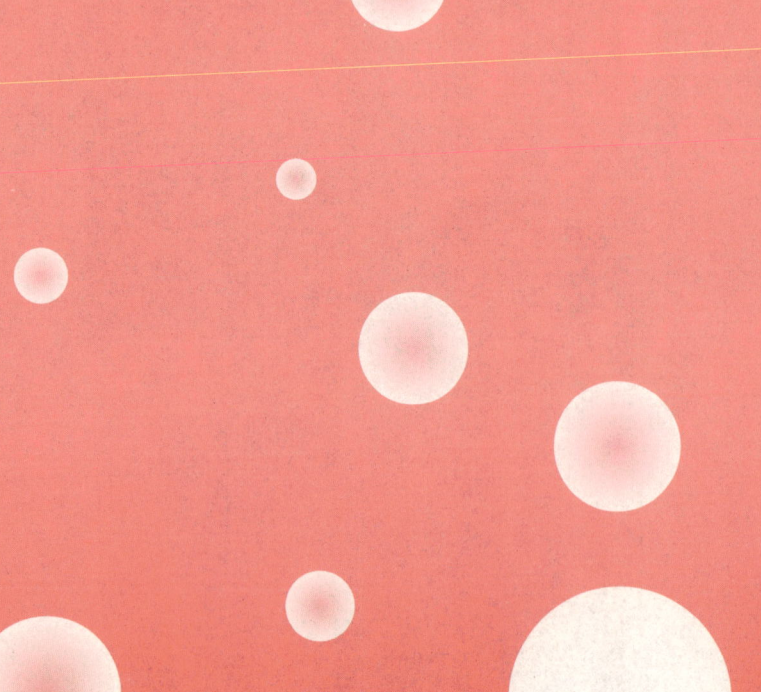

CHAPTER 7

마사지 >>>

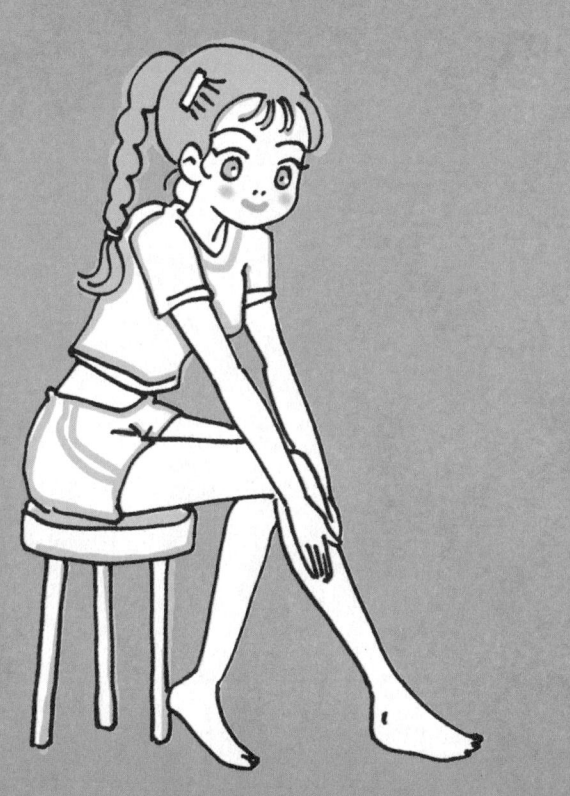

마사지의 역사

5천 년 이전의 중국과 인도의 고대 문명에서부터 그 역사는 시작되어 왔고 18세기 스웨덴의 피터 헨드릭 링(Peter Hendrik Ling. 1776~1839년)에 의해 최초로 정립되었다. 그 이후로 스웨덴식 마사지라는 용어가 고유 명사처럼 쓰여져 왔다. 마사지가 치료 목적으로 근육이나 피부 연조직을 다루는 영역으로 확대된 것은 1991년 아놀드 테일러(Arnould Taylor)에 의해서였다. 그리고 많은 변화를 통해 현대의 마사지는 좀더 부드럽고 안정적이며, 직관적이고 전인적인 치료의 개념으로 발전해 왔다.

마사지의 종류

치료 목적이나 방법에 따라 그 종류가 나누어졌다.

❶ **지압(shiatsu)** : 기의 흐름(meridian)을 따라 시술자가 손가락, 팔꿈치, 전완으로 경혈점을 자극하는 방법이다.

❷ **스웨덴식 마사지(swedish massage)** : 전신 각각의 신체 부분과 근육을 고려해 근육을 두드리거나 문질러서 부드럽게 만들고 긴장을 완화시킨다.

❸ **스포츠 마사지(athletic massage)** : 로마시대 검투사들이 격한 시합 후에 근육의 긴장을 풀기 위해 시행했던 것으로 각 근육을 매우 깊고 은근한 압력으로 이완시키는 방법이다.

❹ 바이오에너제틱스(bioenergetics) : 신체와 정신의 치료를 위해 시행하는 마사지의 분야이다.

❺ 펠덴크라이스(feldenkrais) : 운동과 마사지를 결합시켜 근골격계의 기능향상과 자세교정을 이룬다.

❻ 헬러워크(hellerwork) : 특히 근육과 신경의 기능향상을 위한 심부 마사지이다.

❼ MLD(manual lymphatic drainage) : 1930년대 에밀 보더(Emil vodder)라는 의사가 제안한 방법이다. 과다한 정체 수분을 림프계와 정맥계를 통해 복귀시켜 순환과 부종을 제거하는 치료를 위한 마사지로 매우 부드럽게 행해진다.

❽ 수중 마사지(hydromassage, underwater massage) : 목욕 치료 시 사람이나 특수 고안된 수압장치에 의해 마사지를 결합시킨 치료방법이다.

❾ 심부 마사지(deep tissue massage) : 좀더 강하고 적극적인 힘으로 연조직 깊이까지 마사지한다.

⑩ 스트레칭과 심부 마사지, 근육강화 방법(muscle energy technique)을 결합한 정형외과 영역의 재활 치료 마사지이다.

⑪ 그 밖에 아로마 오일을 이용한 아로마 테라피 마사지 등이 있다.

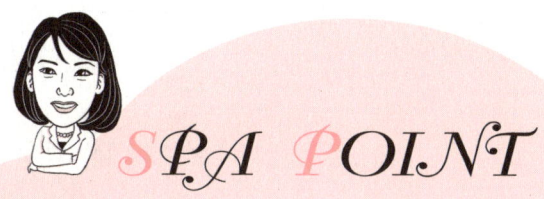

반사학(Reflexology)

발에는 수많은 신경 말단이 존재하고 각각의 영역에 해당되는 반사 영역이 있어 이를 자극하여 그에 해당되는 장기의 치료 효과를 기대하는 것으로서 일찍이 고대 중국에서부터 발달했다. 서양에서는 1900년대 윌리엄 피츠제럴드에 의해 창시되었다.

마사지의 여러 동작

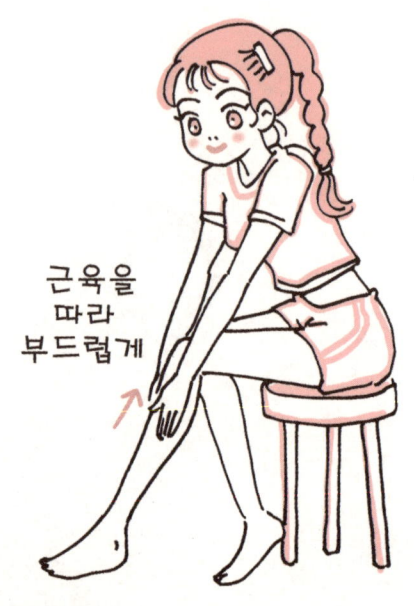

근육을 따라 부드럽게

❶ **effeurage** : 근육을 따라 부드럽게 쓰다듬기
❷ **petrissage** : 근육을 가로질러 누르기
❸ **kneading** : 근육을 가로질러 주무르기
❹ **friction** : 손가락 끝으로 마찰하기
❺ **compression** : 압박하기
❻ **vibration** : 진동하기
❼ **rubbing** : 문지르기
❽ **rounding** : 원 그리기
❾ **hacking** : 가볍게 때리기

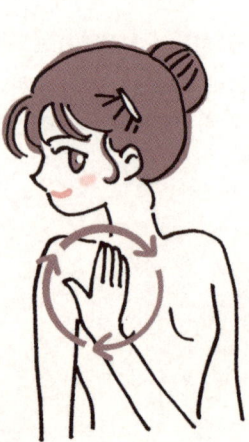

마사지 효과의 기전

❶ 통증을 줄인다

마사지를 할 때에는 엔케팔린이라는 통증을 잊게 해주는 호르몬이 분비될 뿐만 아니라 근육의 이완으로 특히 근골격계 통증 환자의 경우 뛰어난 진통 효과가 있다.

❷ 근육의 운동성과 기능향상, 손상방지 효과가 있다

운동 전에 운동 선수들에게 근육 마사지를 시행하면 근육으로의 혈액 공급이 증가함에 따라 산소와 영양분이 충분하게 공급되고 근육이 부드러워져 갑작스런 운동시에 발생할 수 있는 부상을 막아준다. 또한 운동 후 마사지를 시행하면 쌓여 있던 젖산과 같은 노폐물을 빨리 제거하여 근육통을 막아 준다. 특히 목욕 후 근육의 긴장이 완화된 상태에서 마사지를 받으면 그 효과는 더욱 커진다.

❸ 스트레칭이나 깊은 마사지 등의 수동적 운동의 경우에도 약간의 운동 효과를 기대할 수 있다고 한다. 또한 근육이 움직이면 자극수용체와 말초 신경계를 따라 그 자극이 전달되어 심박동수가 증가하고 심박출량이 증가한다.

❹ **부분적인 신진대사를 촉진한다**
세포 밖 외액이나 정체되어 있던 수분을 혈액으로 끌어들여 부종을 방지하고, 혈액순환을 증가시켜 대사를 촉진한다.

❺ **혈압을 변화시킨다**
마사지를 받은 직후에는 일시적으로 혈압이 올라가나 얼마 안 가서 혈압이 떨어지게 되는데 특히 따뜻한 욕조 안에서의 부드러운 마사지는 혈압을 효과적으로 떨어뜨린다. 그러나 복부 마사지의 경우 장기의 혈액을 전신 혈관계로 이동시켜 혈압을 올릴 수도 있으므로 주의해야 한다.

❻ **사람과 사람 사이의 친밀한 접촉은 관심과 격려, 안전한 느낌을 주는 가장 효과적인 친교수단이다**
미국에서 갓 태어난 미숙아 40명을 대상으로 실험한 결과 일주일에 2번씩 간단한 마사지를 받은 아기의 경우 좀 더 빠른 체중 회복과 신체 발달이 이루어졌다. 또한 중환자실의 입원 환자를 대상으로 마사지 치료를 추가한 환자의 경우 자기 이미지나 자기 평가가 눈에 띄게 호전되는 결과를 보였다. 즉 이러한 접촉의 효과만으로도 어느 정도의 치료 효과를 기대할 수 있다.

> *Tip*
> 미숙아를 대상으로 한 실험에서 보였던 재미있는 사실은 특히 여자 미숙아인 경우 마사지 치료에 더욱 더 큰 반응을 보였다는 것이다. 여성의 경우 촉각에 더욱 민감하다는 정설에도 일치하는 결과일 뿐만 아니라 그렇기 때문에 마사지를 받는 사람의 대부분이 여성이라는 사실은 당연한 것인지도 모른다.

❼ 긴장과 근심을 줄여 스트레스 감소 효과가 있다

최근 보고된 바에 따르면 마사지의 스트레스 감소 효과로 면역 세포의 기능이 향상된다고 한다. 또한 불면증이나 긴장성 두통 환자의 경우도 증세 호전을 기대할 수 있다.

❽ 정신적·사회적·신체적 웰빙이다

위의 여러 효과로 인해 실제로 신체의 기능이 향상되고 스트레스가 감소하며 자기 평가가 발전되기 때문이다.

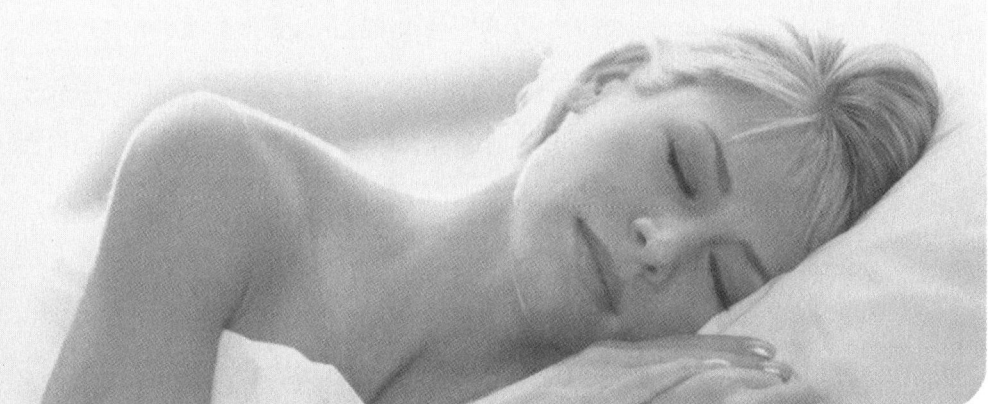

마사지를 하면 안 되는 경우

❶ 급성 세균성, 바이러스성 감염증
❷ 혈관성 질환, 특히 하지 정맥류
❸ 암
❹ 임산부, 특히 배 부분은 하지 않는 것이 좋다.

여러 차례의 연구 조사에 따르면 적극적인 운동이 가능한 사람의 경우 마사지 치료 자체가 직접적인 운동에 비해 그 재활치료 효과가 떨어진다고 한다. 그러나 환자들에게는 마사지가 가장 선호된다고 하는데, 이는 다른 사람으로부터 받는 애정과 관심의 느낌에서 출발한 심리적·정신적 웰빙이 하나의 설명이 될 것이다.

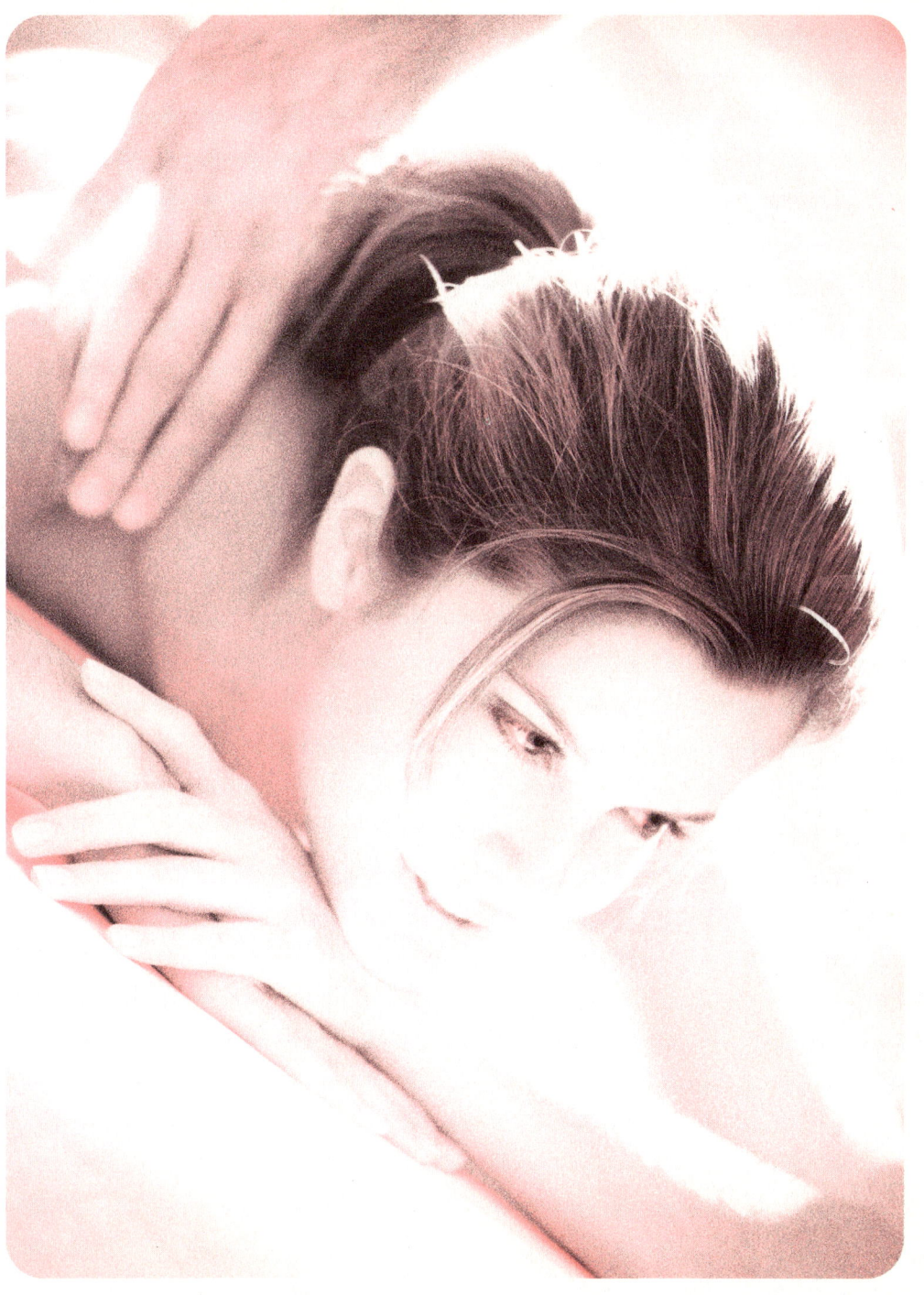

Aroma therapy

CHAPTER 8

아로마 테라피 >>>

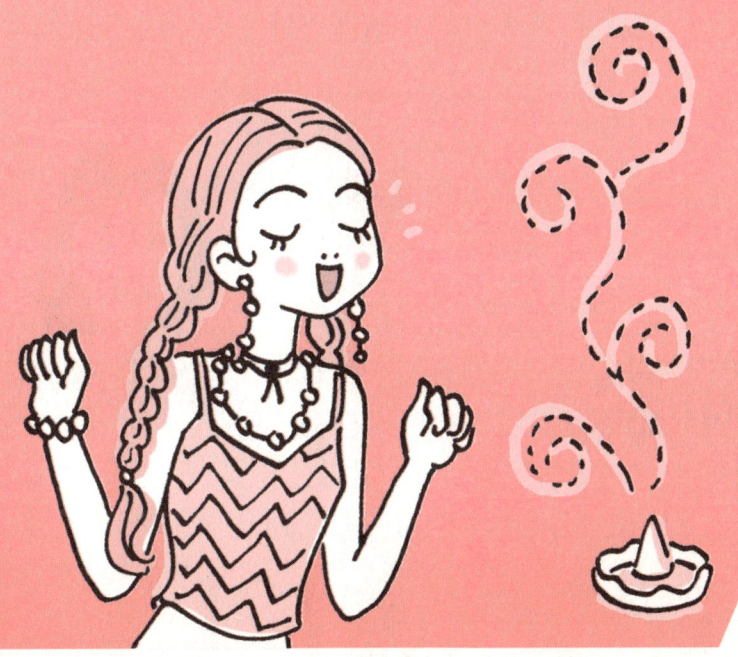

Aroma therapy

아로마 테라피(aroma therapy)는 넓게 보면 약초 치료(herbalogy)의 한 분야로서 약초를 에센셜 오일 형태로 만들어 아름다움을 가꾸고 웰빙을 추구하는 치료이다.

어원은 향기(aroma)와 요법(therapy)의 합성어로서, 즉 향기 치료를 의미하는데 최초의 개념은 20세기 초 르네 모리스 가테포세라는 프랑스 화학자에 의해 정의되었다고 한다. 그는 연구중에 화상을 입은 손을 라벤더 에센셜 오일(essential oil)을 사용해 치료한 경험을 살려 이후 연구를 지속했다.

아로마 테라피는 직접적인 치료 효과보다는 인체가 스스로 질병을 치유할 수 있는 힘을 갖도록 면역 체계를 강화해 주는 역할을 한다.

아로마 오일은 향수나 목욕 제품으로 많이 이용되는데, 유명한 샤넬의 No.5 향수의 주원료는 장미와 자스민, 바닐라 에센셜 오일이라 한다.

이번 장에서는 목욕에 도움을 주는 아로마 오일의 사용법과 그 종류에 대해서 간단히 소개하고자 한다.

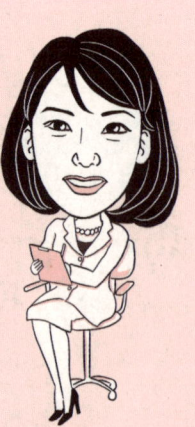

아로마 오일의 종류

 아로마 에센셜 오일

식물에서 추출한 분자량이 극히 작은 화학 물질과 호르몬 성분이다. 인체에 사용할 수 있는 오일은 약 300여 종 이상이 있는데, 그 중 약 60여 종의 오일을 사용한다. 모든 향유는 소독 및 방부 효과가 뛰어나고 100% 순수 자연 성분으로 생명력을 가지고 있다. 식물에서 추출되는 향유의 양은 전체 식물의 양에 비해 극히 미량이다. 따라서 그 추출법과 희귀성에 따라 가격의 차이도 난다.

오일은 코나 호흡기, 피부 등을 통해 흡수된다. 후각은 다른 감각보다 예민하여 후각 신경을 통한 오일의 흡수 속도는 0.5초로 가장 빠르다. 피부를 통해서 흡수된 오일의 성분은 진피층까지 흡수되어 모세혈관과 임파순환을 통해 전신에 전달되는데 친화력을 가진 특정 기관에 머물며 질병을 치유한다.

아로마 캐리어 오일

　에센셜 오일을 블렌딩 해서 마사지하거나 피부에 바를 때 반드시 희석해서 사용해야 하는데 이때 사용하는 식물성 오일을 캐리어 오일(carrier oil)이라고 한다.

　캐리어 오일은 100% 천연 오일로 견과류나 야채, 씨 등에서 추출한다. 인체에 유익한 불포화 지방산과 비타민, 미네랄 등의 다량의 영양성분을 포함하고 있다. 그리고 진정 효과, 피부연화의 효과가 있어 불휘발성 향유(fixed oil)라고도 부른다.

　캐리어 오일은 분자가 커서 피부에 침투하지는 못하지만 에센셜 오일을 전달하는 매개체 역할을 하는 것이다. 대표적인 캐리어 오일에는 아보카도 오일, 그레이프시드 오일, 밀배아 오일, 보라지, 아몬드 오일, 아프리코트, 올리브 오일, 카놀라, 헤이즐넛 오일, 호호바 등이 있다.

　건성 피부에는 아몬드 오일이나 올리브 오일이 적당하고, 중성 피부에는 호호바 오일이 많이 쓰인다. 지성 피부의 경우 그레이프시드 오일이나 헤이즐넛 오일, 해바라기 오일이 적당하다.

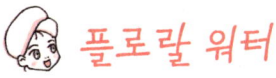 ## 플로랄 워터

플로랄 워터(floral water)는 에센셜 오일을 증류하는 과정에서 얻어지는 수용성 물질인 히드로졸(hydrosol)을 일컫는 말로, 정유의 부산물이라고 할 수 있다. 에센셜 오일의 특성을 그대로 갖고 있으며 방향 물질이 함유되어 있다. 진정작용, 소염작용, 수렴작용을 하는 안전한 화장수로 주로 토너로 사용된다.

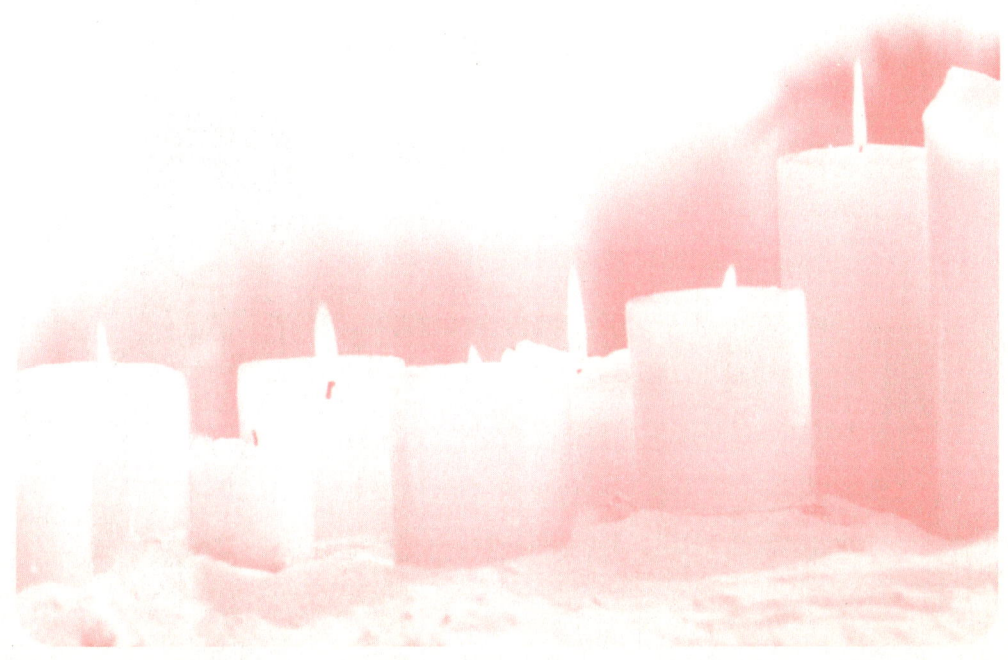

아로마 테라피시 주의할 사항

1 희석하지 않은 원액은 그대로 피부에 사용하지 않는다. 단, 티트리나 라벤더는 심한 민감성 피부가 아닌 경우 화상, 벌레 물린 데, 여드름, 피부발진에 소량 사용하면 치료 효과를 볼 수 있다.

2 사용하기 전에 미리 테스트를 한다. 캐리어 오일에 2% 희석한 오일로 목 뒤나 팔 안쪽에 피부 알레르기 테스트를 해본다. 1~2일 후 피부가 붉어지거나 가려우면 다른 오일로 바꾸어 사용한다. 100% 천연재료라고 무조건 안전한 것은 아니다. 아로마 오일을 사용한 후 자극성 또는 알레르기성 접촉성 피부염의 예가 심심찮게 일어날 수 있다.

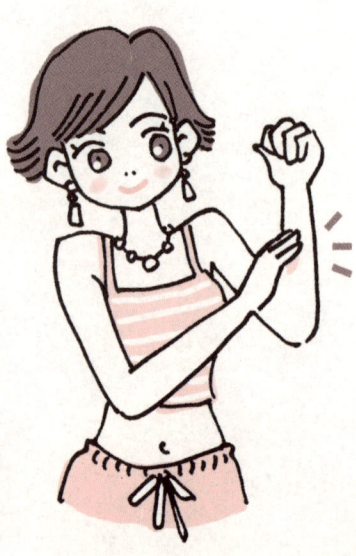

3 감광성에 조심한다. 감귤류의 오일, 즉 버거못·라임·오렌지 스위트·레몬·그레이프프루트는 햇빛을 보면 민감한 반응이 일어나거나 색소를 침착 시킬 수 있다. 자외선에 노출하는 경우 최소한 4시간 이상 지난 후 하는 것이 좋다.

4 용량을 정확히 지켜야 한다. 너무 강하면 피부염, 두통, 메스꺼움 등의 부작용이 나타날 수 있다.

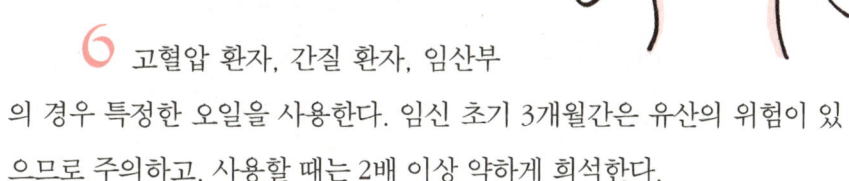

5 피부와 점막을 자극할 수 있다.

6 고혈압 환자, 간질 환자, 임산부의 경우 특정한 오일을 사용한다. 임신 초기 3개월간은 유산의 위험이 있으므로 주의하고, 사용할 때는 2배 이상 약하게 희석한다.

7 어린이의 경우 특별히 조심해야 하고 3개월 이상의 경우 1/4 가량 희석으로, 7세 이상은 1/3 정도로 희석한 에센셜 오일을 사용하여야 한다.

8 같은 오일을 3주일에서 3개월 이상 길게 사용하지 않는다. 사용 도중에 일주일 정도 휴지기를 갖는 것도 좋다. 이것은 간이나 신장에 독성이 쌓이는 것을 막기 위해서다. 또한 감작으로 인해 알레르기성 질환이 발현될 수 있기 때문이다.

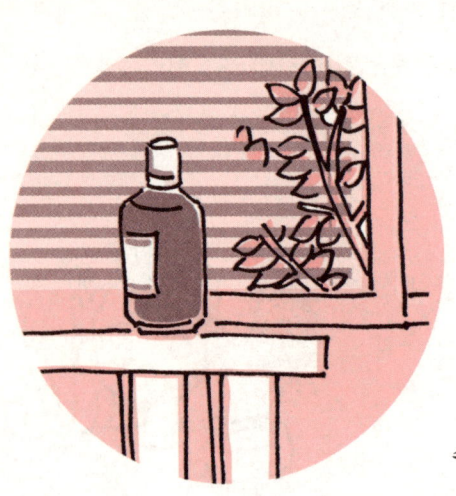

9 오일은 갈색의 햇빛 차단병에 보관하는데 보관 장소는 시원한 곳이 좋다.

10 보관할 때는 반드시 뚜껑을 닫아둔다. 특히 혼합해 놓은 오일일수록 반드시 밀봉해야 한다. 각각의 에센셜 오일이 가지고 있는 휘발성의 차이로 오일의 구성성분이 달라질 수 있기 때문이다.

11 시중의 바디 오일과 함께 사용하지 않는다. 베이비 오일과 같은 미네랄 오일은 분자량이 커서 피부를 투과하지 못하고 이는 아로마 에센셜 오일의 작용을 방해한다.

12 일반적으로 아로마 치료 후 피부와 혈관에 잘 침투할 수 있도록 따뜻하게 몸을 유지하면서 휴식을 취한다. 목욕이나 마사지 후 12시간 정도는 씻어내지 말아 충분히 몸 안에서 치료 작용을 하도록 한다. 또한 이후 1~2컵의 물이나 주스(티나 커피가 아닌)를 마셔 대사 된 에센셜 오일 성분이 몸밖으로 잘 배출될 수 있게 한다.

13 아로마 치료 후 졸리면서 목이 마르고 화장실에 가게 되는 것은 당연한 현상이다. 그러나 아로마 오일을 사용한 후 가벼운 어지럼증, 두통, 오심 등의 증세나 알레르기성 피부염 증세가 나면 즉시 사용을 중지한다.

아로마 테라피는 향기 흡입법, 마사지법, 목욕법, 습포법 등으로 이용되는데 분자량이 매우 적고 친지성이며 피부에 잘 흡수된다. 이 중 아로마 오일로 즐기는 목욕법에 대해 알아본다.

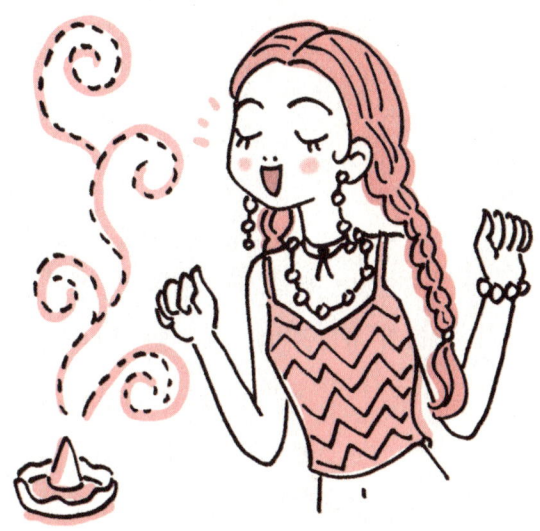

아로마 목욕법

에센셜 오일은 기름이므로 물에 녹지 않는다. 따라서 사용할 때는 캐리어 오일, 꿀이나 우유, 생크림이나 천연염 등으로 묽게 타서 사용한다. 두 종류의 에센셜 오일을 혼합해서 사용할 수도 있지만 농도가 지나치게 높아지지 않도록 주의한다. 38~39℃ 정도의 목욕물에 캐리어 오일 2~4ml와 함께 약 5~6방울의 에센셜 오일을 섞는다.

자신의 몸에서 호전시키고자 하는 목적에 따라 선택하게 되는데 여기서는 가장 많이 쓰이는 에센셜 오일을 소개한다.

라벤더(lavender)

자소과 식물의 꽃이 핀 끝에서 추출한다. 상쾌하고 달콤한 향이 난다. 가장 많이 사용되는 오일 중 하나로 마음을 편하게 하는 효과로 스트레스 해소나 불면증에 효과적이다. 또한 호흡기 질환이나 생리통, 근육통에도 효과가 있다.

강력한 소독, 항염증 효과로 여드름이나 벌레 물린 데, 화상 부위에 발라 치유를 돕는다. 저혈압 환자나 임신 초기에는 사용에 조심해야 한다.

로즈마리(rosemary)

자소과의 잎에서 추출하며 이탈리아 요리 등에 많이 사용된다. 시원한 허브 특유의 느낌을 주며 뇌의 신경을 자극하여 기억력을 높이고 치매 예방, 학업능력 향상에 도움이 된다. 또한 혈액순환을 돕는다. 자극이 강하므로 임산부, 고혈압 환자, 간질 환자, 유아에게는 사용하지 않는다.

카모마일(chamomile)

국화과의 꽃에서 추출하며 사과와 같은 온화하고 달콤한 향이 완화력과 진통작용으로 두통이나 갱년기 불안증에 효과적이다. 소화 기관의 기능을 조절하고 피부 가려움증, 민감성 피부를 진정시킨다.

자스민(jasmine)

목서과의 꽃에서 추출하며 자스민차로 알려진 우아한 향기가 특징이다. 호르몬 균형을 조절하며 스트레스를 해소시키고, 우울증을 낫게 한다. 목이 아프거나 기침이 날 때 등에 좋으며 건조한 민감성 피부의 진정, 회복 효과가 있다.

유칼립투스(eucalyptus)

전 세계적으로 인기있는 오일로서 창포과 식물의 잎에서 추출한다. 민트나 라임에 톡 쏘는 느낌의 향이 특징이다. 강한 살균력, 탈취 기능으로 소독제·탈취제로 이용할 수 있다. 자극제로서 집중력을 향상시키며, 부기·두통·신경통을 완화시킨다. 유칼립투스 오일은 호흡기 질환 치료에 사용하기도 한다.

스위트 오렌지(sweet orange)

밀감과의 껍질에서 추출한다. 가볍고 달콤한 향으로 우울한 기분을 해소시키고 안정 효과를 준다. 설사, 변비, 소화불량 등에 효과적이지만 식욕을 증진시킬 수 있으므로 다이어트중인 사람은 사용에 주의한다. 보관시 직사광선을 조심한다.

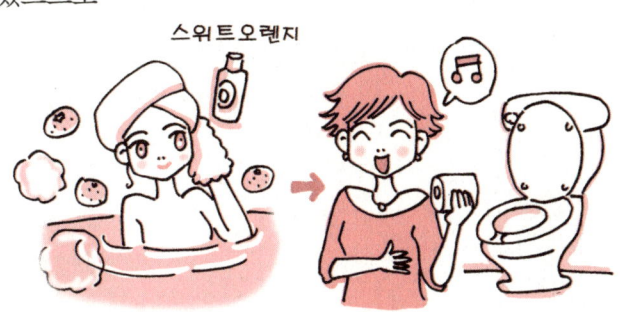

제라늄(scented geranium)

아욱과 식물의 꽃과 잎에서 추출하며 그 부드러운 향으로 인기가 있다. 로즈 제라늄, 애플 제라늄 등 여러 가지 종류가 있다. 호르몬계를 정리하고 이뇨 효과로 생리 전 몸이 무거울 때나 발목 부종시 사용할 수 있다. 피부에 생기와 활력을 주며, 초조하거나 우울할 때 기분을 편안하게 해준다. 호르몬에 영향을 주므로 임산부는 사용하지 않는다.

페퍼민트(peppermint)

자소과의 잎에서 추출하는 박하 특유의 청량감이 특징이다. 살균·탈취·소화·냉각 작용이 있어 식후 입냄새 제거, 멀미 예방, 설사, 변비, 코막힘 등에 효과적이다. 자극이 강하므로 원액을 직접 피부나 점막에 바르지 않고 유아, 임산부의 경우 많이 희석해서 사용한다.

일랑일랑(ylang ylang)

아주까리과 식물의 꽃에서 추출하며, 그 이국적인 향기가 사람을 매료시킨다. 마음을 편하게 하면서도 남성을 유혹하는 관능적인 힘을 갖고 있다. 호르몬 균형을 조절하고 생식기 계통 질환이나 성기능 개선, 혈압 강하 효과가 있다. 예로부터 침대 옆 포푸리나 머리에 바르는 젤로 이용되어 왔다고 한다.

티 트리(tea tree)

창포과의 잎에서 추출하며 야생의 향기가 특징이다. 살균작용, 소독작용, 해독작용이 있어 종기, 여드름 등에 치료 효과가 있다. 또한 면역력 향상 작용으로 감기, 인플루엔자 등의 치유를 돕는다.

각 증상에 따른 추천 오일

❶ **집중력이 부족하다**
바질, 레몬, 페퍼민트, 로즈마리, 유칼립투스

❷ **활력, 생기가 없다**
주니퍼, 로즈마리, 레몬그라스, 사이프러스, 티 트리

❸ **불안정한 마음**
베르가못, 제라늄, 로즈우드, 프랑킨센스

❹ **스트레스가 쌓였다**
카모마일, 라벤더, 스위트 오렌지, 마조람, 네폴리

❺ **감정이 결핍되었다**
자스민, 일랑일랑, 클라리세이지, 패츄리, 샌달우드

❻ **자신감이 결여되어 있다**
그레이프프루트, 클라리세이지, 자스민, 로즈마리

❼ 일반적인 살균, 소독
유칼립투스, 라벤더, 네롤리, 파인, 로즈마리, 타임

❽ 피부보습 작용
오렌지, 로즈, 카모마일, 네롤리

❾ 피부수렴 작용
로즈마리, 시더우드, 사이프러스, 프랑킨센스, 그레이프프루트, 주니퍼, 샌달우드

❿ 통증 해소
블랙페퍼, 유칼립투스, 라벤더, 마조람, 로즈마리, 타임

⓫ 림프흐름 개선
그레이프프루트, 레몬, 오렌지 스위트, 로즈마리, 주니퍼베리

⓬ 소화기능 개선
블랙페퍼, 카모마일, 페퍼민트, 로즈마리

⓭ 생리장애 해소
카모마일, 클라리세이지, 제라늄, 라벤더, 로즈마리, 마조람

⓮ 항박테리아 작용
티 트리, 시더우드, 유칼립투스, 라벤더, 페이트리

⓯ 기침, 호흡기 질환 개선
유칼립투스, 프랑킨센스, 페퍼민트, 파인, 로즈마리, 타임

Tip

아로마 테라피 전문점에서 누구나 손쉽게 살 수 있는 아로마 오일. 그러나 1방울의 오일을 위해서 얼마나 많은 원료가 필요한 지는 잘 모를 것이다. 가장 비싸기로 유명한 불가리언 로즈 오일은 1방울의 에센셜 오일을 만들기 위해 30송이의 장미와 6만 개의 꽃잎을 필요로 하기 때문에 28cc에 1,000달러나 한다고 한다. 그 외에도 10ml의 라벤더를 추출하기 위해서는 1.5kg의 꽃 이삭 끝 부분, 같은 양의 로즈를 위해서는 40kg의 장미꽃잎이 필요하다고 한다. 또한 그 원료는 무농약, 유기 농법으로 길러져야 아로마 테라피의 효과가 있기 때문에 에센셜 오일 한 병의 가격이 비싼 것은 당연할 것이다. 오히려 가격을 파격적으로 조절한 제품의 경우 100% 천연이 아니거나 다른 미네랄 오일 등을 섞은 것일 수 있다. 이런 경우 포푸리나 향수는 상관이 적지만, 피부 마사지나 목욕을 할 때는 효과도 떨어지고 오히려 해가 될 수도 있으니 주의해야 한다.

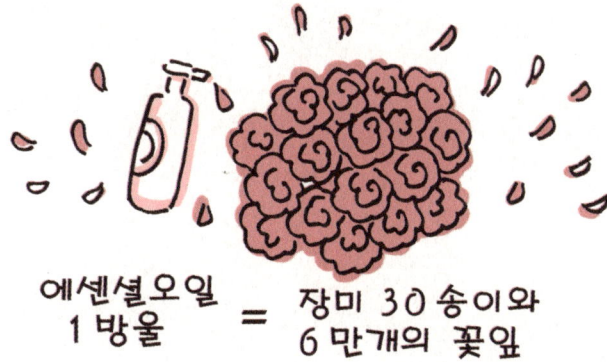

Natural bathing remedies

CHAPTER 9

천연 입욕제 >>> 즐기기

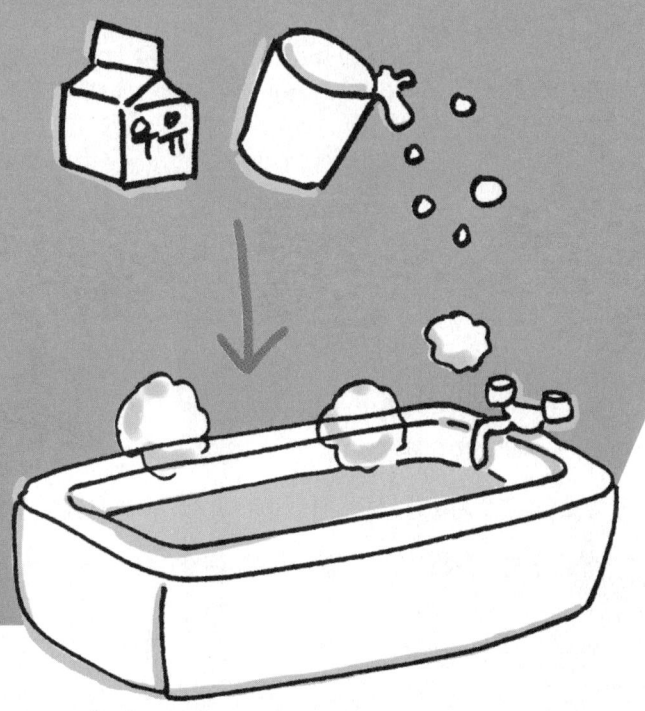

주변에서 흔히 구할 수 있는
천연 입욕제

대량 생산하는 화학 입욕제가 아닌 과일이나 허브, 아로마 등을 이용한 목욕을 즐겨보자. 그 자체만으로도 충분히 호화로운 느낌을 즐길 수 있다.

> 허브(약초), 쑥, 솔잎, 삼백초, 자단향, 인삼, 표고버섯, 생강, 마늘 등 다양한 약초들이 이용될 수 있다. 약재는 면 주머니나 베 보자기에 넣어 목욕물에 우려낸 후 입욕할 수 있다.

솔잎욕

약 200g의 솔잎을 냄비에 넣고 15~20분 가량 끓인 후 건져내 수건으로 짠 후 솔잎물을 욕수에 섞어 목욕한다. 또는 솔잎주를 만들어 사용하여도 좋다. 다량의 엽록소와 필수 아미노산, 리모넨 등의 담즙 촉진물이 들어 있어 요통, 근육통 등 혈액순환 장애로 인한 통증에 효과적이다.

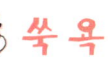 쑥 욕

말린 쑥 50g 정도를 면 거즈에 싸서 뜨거운 물에 우려내어 향긋한 쑥냄새가 나고 물이 적당하게 식으면 목욕을 한다. 쑥에 함유된 정유가 풀려서 피부의 모세혈관을 자극하여 혈류를 더욱 촉진시킨다. 또한 항균작용, 소염작용이 있다. 피부 미용과 여성의 생리통이나 월경불순, 신경통에 효과가 있다. 또한 몸이 차고 혈액순환이 좋지 않은 사람에게 좋다.

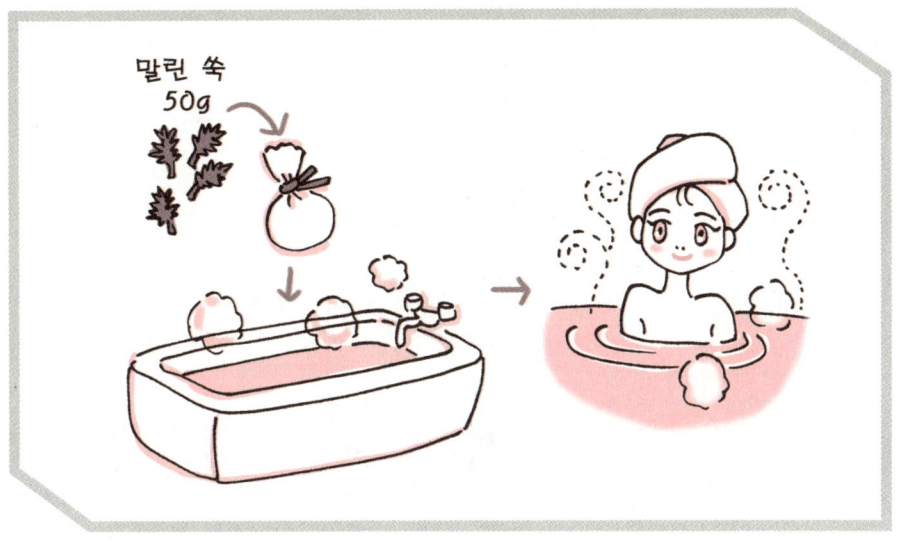

인삼욕

한 움큼 정도의 말린 인삼이나 미삼을 면 주머니에 싸서 뜨거운 물에 담근다. 인삼의 사포닌과 유기 게르마늄 성분이 혈액순환, 신진대사를 촉진한다. 자율신경 조절, 피부 각질제거, 피부세포 재생 등의 효과를 볼 수 있고 피로회복과 긴장완화, 피부미용에 도움이 된다.

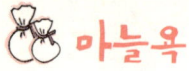 ## 마늘욕

　　마늘 3~4쪽을 물에 삶아 냄새를 완화시킨 후 욕조 안에 넣고 목욕을 한다. 마늘은 면역계를 강화시키며 알리신을 함유하여 항생작용을 한다. 환절기 독감이나 치질, 아토피성 피부에 효과가 있다.

녹차욕

　　녹차를 마신 후 그 티백 5~6개 정도를 모아 면 주머니에 묶어 욕조 물에 우려낸 후 5분 정도 지나면 입욕한다. 녹차의 플라보노이드 성분이 피부에 스며들어 냄새제거, 살균작용을 하고 여드름과 같은 피부염증을 가라앉힌다. 피부미용뿐만 아니라 몸의 부기제거, 피로회복, 지방제거에 효과가 있다.

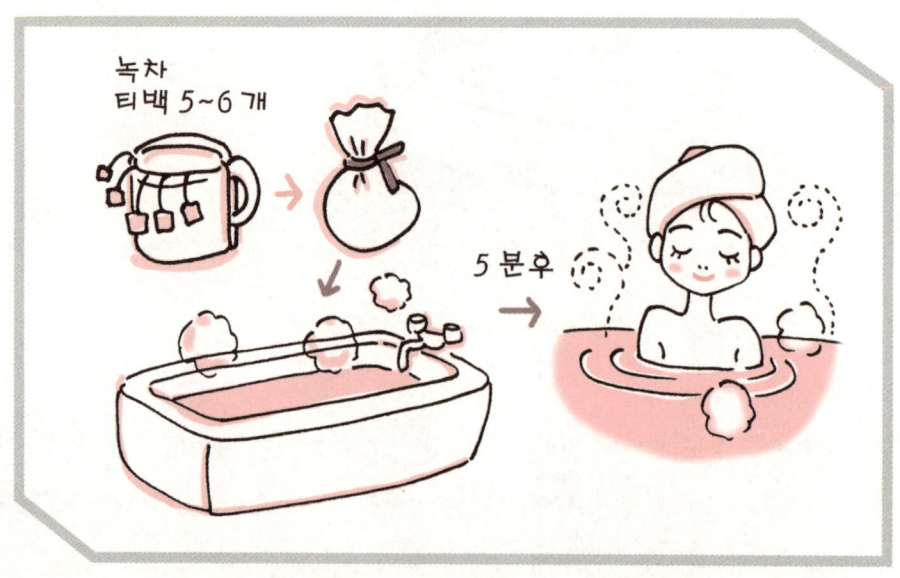

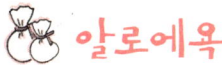 알로에욕

알로에의 생잎을 조각 내어 강판에 갈아 면 주머니에 넣고 40℃ 이상 뜨거운 욕조 물에 담근 후 물이 적당하게 식으면 목욕을 한다. 천연살균 및 소염작용이 있어 혈류 개선과 신진대사의 활성을 좋게 한다. 또한 피부 미용과 재생에 탁월한 효과가 있다.

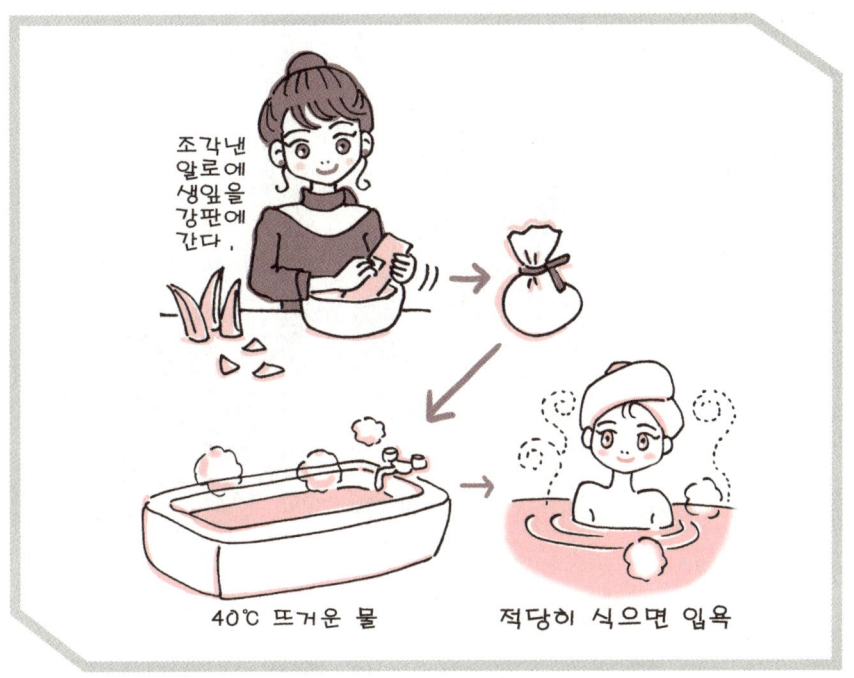

원두 커피욕

원두 커피의 지방 성분이 피부를 매끄럽고 윤기 있게 해주며 그 은은한 향이 편안한 느낌마저 준다.

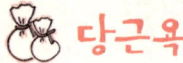
당근욕

500ml의 물에 당근 뿌리와 잎을 넣어 푹 달인 후 건더기를 건져낸다. 그 물에 식초 1/3컵을 넣고 잘 저은 뒤 목욕물에 섞어 입욕한다. 베타카로틴이 많이 들어 있어 피부 탄력과 노화 방지에 효과가 있다.

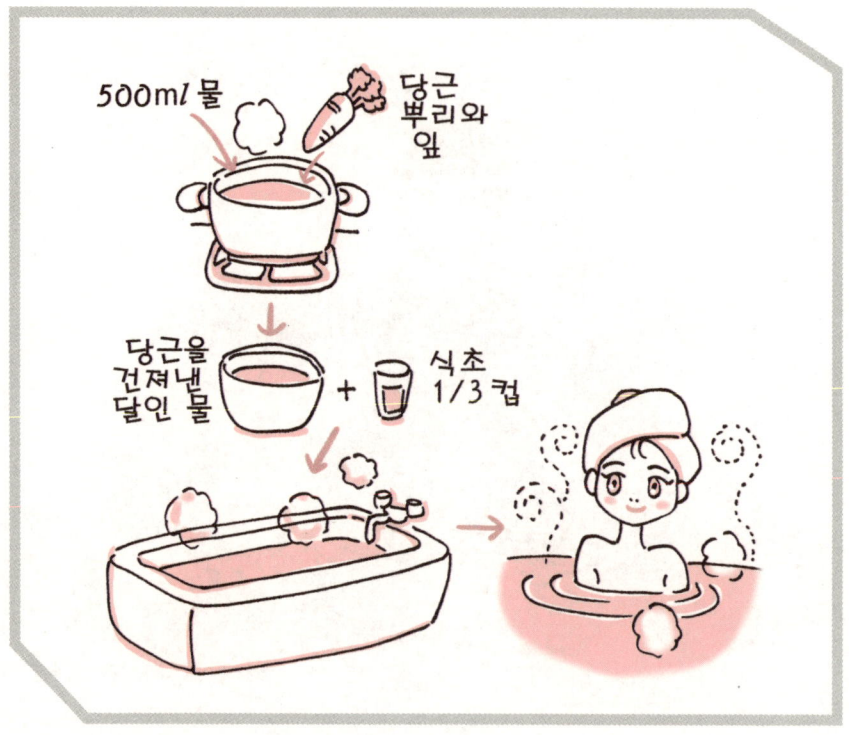

오이욕

오이 2개를 갈아 망에 넣고 욕조에 넣은 후 입욕한다. 너무 뜨거운 물에서 우려내면 좋지 않으므로 적당한 온도를 유지하도록 한다. 피부 미백 효과가 탁월하며 여드름이나 민감한 피부의 진정 효과가 뛰어나다.

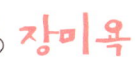 ## 장미욕

　43℃ 정도의 뜨거운 물에 생화 꽃잎을 한 잎씩 뜯어 물 표면이 꽉 차게 한다. 수온이 38~40℃로 내려가면 욕조에 들어가 목욕을 한다. 또는 말린 장미꽃잎을 1~2움큼 면 주머니에 넣고 15분 정도 끓인 다음 그 물을 목욕물에 섞어 사용한다. 비타민 C와 타닌, 구연산 등이 함유되어 있어 혈액순환을 개선하고 피부개선 효과가 있다. 마치 영화의 한 장면을 연출하는 웰빙 목욕법이다.

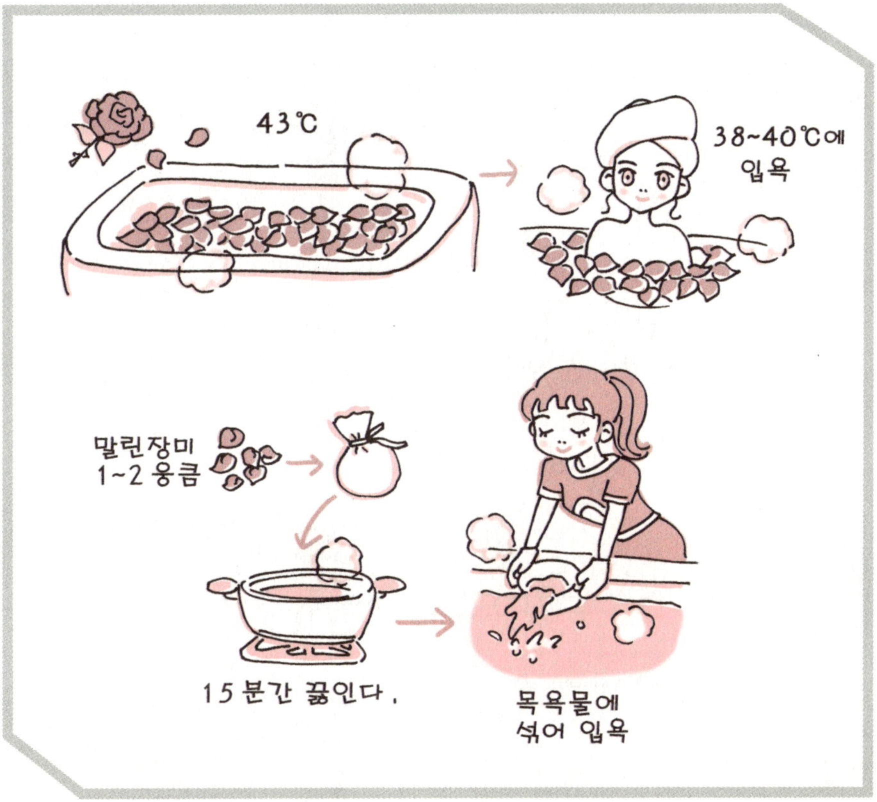

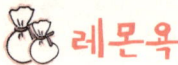 레몬욕

　1~2개의 레몬을 얇게 썰어 약간 뜨거운 욕조물에 넣어 우려낸 후 입욕한다. 10g의 레몬즙에는 4.5mg의 비타민이 들어 있다. 이러한 풍부한 비타민이 피부 미백과 피로회복을 돕고 상큼한 향이 중추신경을 자극하여 혈액순환을 촉진하는 시너지 효과를 낸다. 피부 미백작용, 노화 방지, 피로회복, 피부 가려움증, 신경통, 요통에 효과가 있다.

사과욕

　사과 2개를 갈아 즙을 낸 다음 면 보자기에 싸서 욕조에 담그고 사과 향기가 퍼져 나가기 시작하면 몸을 담그고 15분 정도 입욕한다. 사과의 말릭산이 아스트리젠트 효과를 줄 뿐만 아니라 각종 비타민이 신진대사를 증진시킨다.

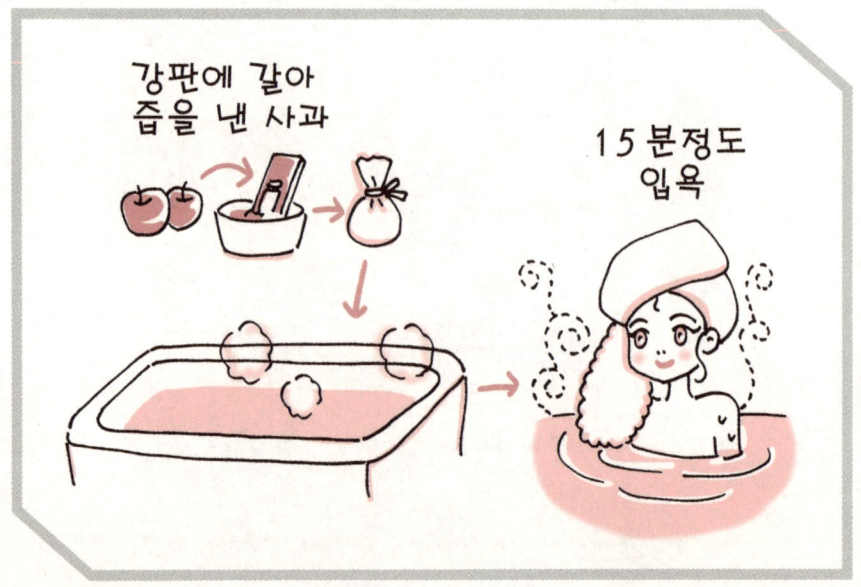

🥛 우유욕

1ℓ의 우유를 40℃ 전후의 욕조 반 정도의 물에 섞는다. 유지방이 거친 피부를 부드럽게 하며 각질 분해 효소가 피부를 매끄럽게 한다. 따라서 건조하고 갈라지는 피부의 보습과 유연을 도와주며, 피부 염증을 진정시킨다. 단, 목욕을 끝낸 후 미지근한 물에 꼭 헹구어 주며 지성 피부인 사람은 피하는 것이 좋다.

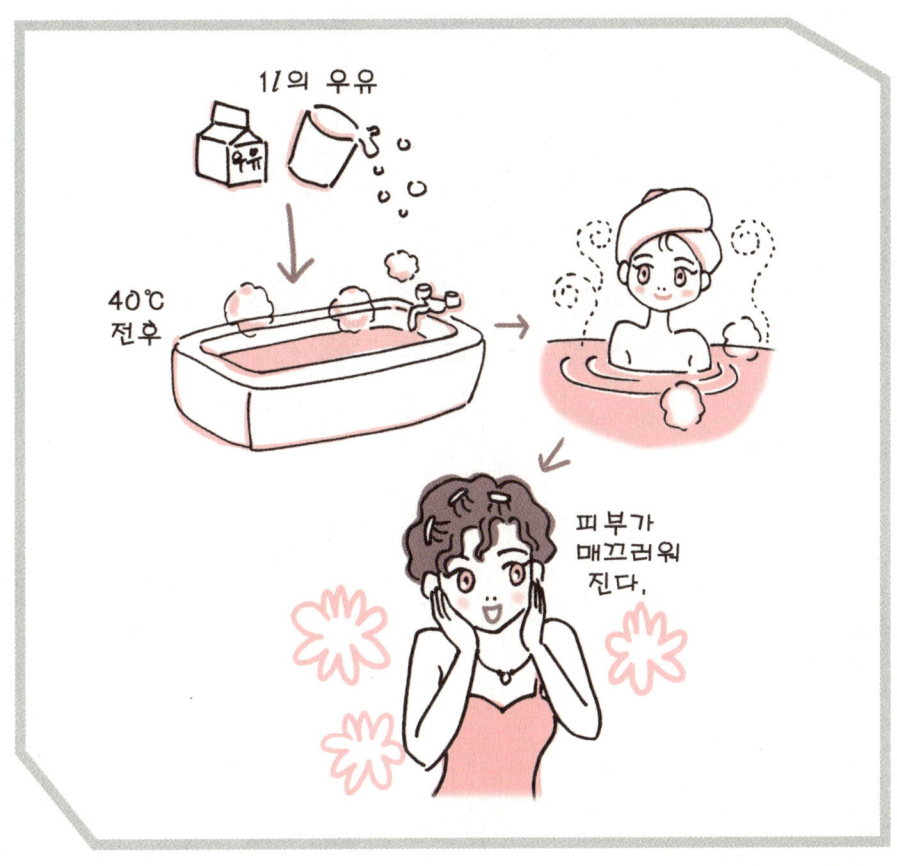

해초욕

미역이나 다시마 등을 찬물에 깨끗이 씻어 소금기를 제거한 후 잘게 썰어면 주머니에 넣고 욕조물에 담근다. 칼슘, 포타슘 등의 풍부한 미네랄과 비타민 성분이 신진대사를 촉진한다. 피부 트러블이 개선되며 다이어트에도 도움이 된다.

소금욕

죽염이나 천연소금, 굵은 막소금 3~4스푼을 38~40℃의 욕조 물에 넣고 다 녹을 때까지 저어 준 후 입욕한다. 입욕하는 동안 스펀지로 부드럽게 마사지해 주면 노폐물 제거 효과를 확실히 느낄 수 있다. 살균작용, 다량의 미네랄 성분의 삼투압작용으로 피부의 부기를 제거해 준다. 혈액순환이 좋아지고 노폐물 제거에도 효과가 뛰어나다.

그러나 피부를 건조하게 할 수 있으므로 일주일에 2~3회는 넘지 말아야 하며, 목욕 후에는 헹궈낸 후 전신에 보습제를 충분히 바른다.

식초욕

욕조에 물을 반 정도 채우고 식초를 한 컵쯤 넣어 목욕을 한다. 식초의 유기산이 피부를 부드럽게 하고 악취제거 효과도 있으며 혈액순환을 도와주며 피부 미용에 좋다.

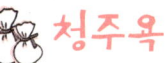 ### 청주욕

　욕조에 따뜻한 물을 반 정도 받아 1병 가량의 청주를 부어 잘 저어 준 후 입욕한다. 천연 딥 클렌저로서 알코올 성분이 피지를 제거하고 살균해 주며, 혈액순환을 돕는다. 몸이 쉽게 더워지고 노폐물 배출 효과가 뛰어나다. 피로회복과 피부 영양공급에 뛰어난 효과가 있다.

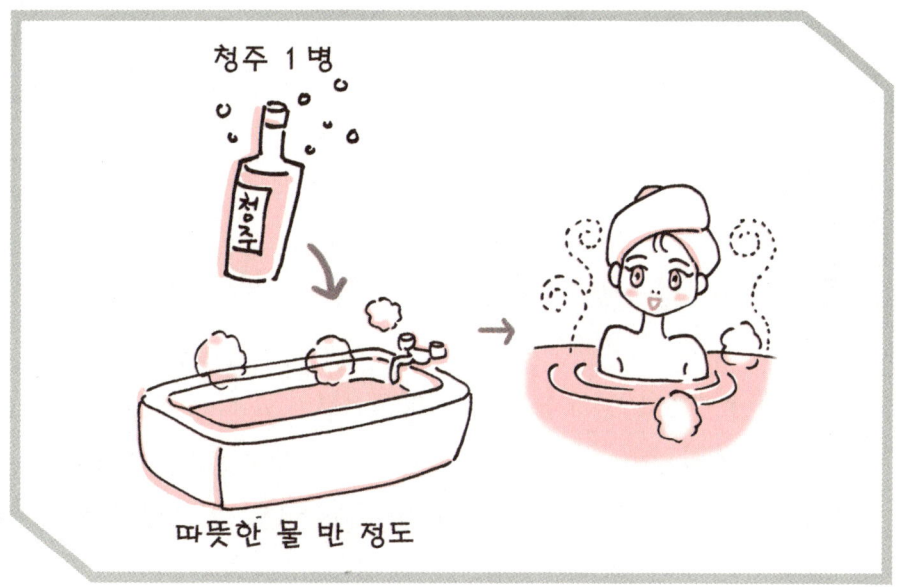

> **Tip**
>
> 천연 입욕제라고 할지라도 자극성 피부염이나 알레르기성 피부염을 일으킬 수 있다. 그러므로 약하게 희석하여 팔 안쪽이나 귀 뒤에 테스트 한 후에 1~2일 후까지 아무런 이상이 없으면 해도 된다. 만약 시행 후 이상이 있으면 전문의의 도움을 받는 것이 현명하다.

천연 입욕제를 섞어서
나만의 목욕을 즐겨 보자

 우유와 꿀, 장미꽃잎, 가장 좋아하는 아로마 오일

2*l*의 우유와 3티스푼의 꿀, 한 봉지의 목욕염을 함께 넣고 잘 섞일 때까지 저어 준다. 이후 따뜻한 물에 준비한 재료들을 넣고 아로마 오일 4방울 정도를 떨어뜨린 후 장미꽃잎을 수면 위에 띄워 입욕한다.

 목욕 후 나만의 천연 바디 모이스처라이저도 해보자

달걀과 꿀

건조한 피부의 경우 비타민 A가 풍부한 달걀 노른자와 꿀을 섞어 피부를 매끄럽고 영양 넘치게 만들어 보자. 푸켓과 방콕의 유명한 반얀트리 스파 등에서 공개한 방법이다. 날달걀 노른자 1개와 꿀 1티스푼, 2방울의 올리브 오일을 섞어 2~3분간 저어 준 후 전신에 골고루 바른다. 10~15분 후 잘 헹구어 낸다.

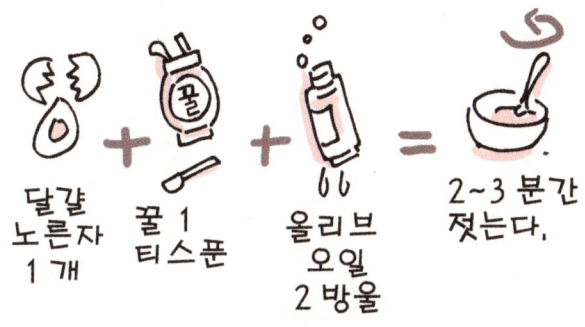

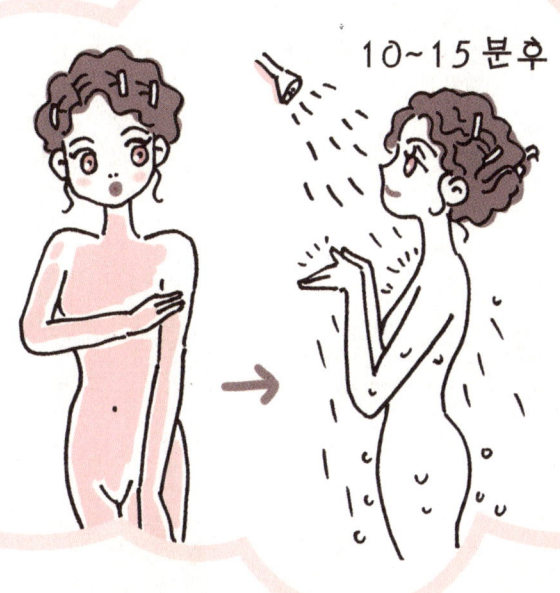

Office spa
Office well-being

CHAPTER 10

오피스 스파, 오피스 웰빙

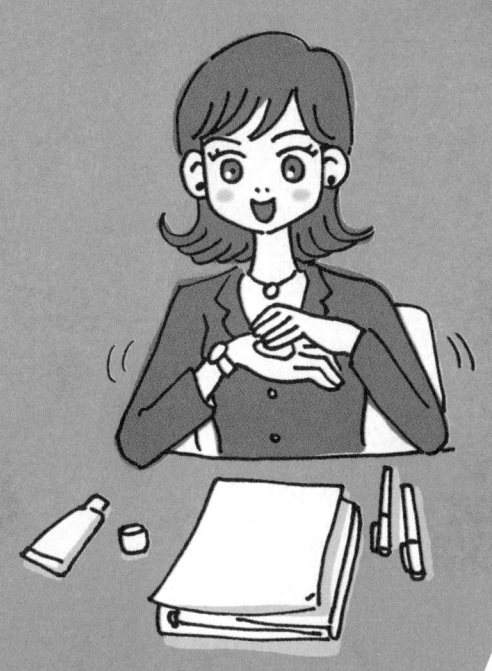

바쁘고 스트레스로 가득 찬
　　　　직장 생활에서도
적은 노력으로
　　　나만의 스파 생활을 즐길 수 있다.
그 방법 다섯 가지를 소개한다.

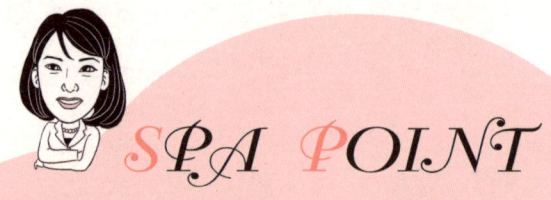

SPA POINT

1_ 깊고 느린 심호흡을 쉰다. 긴장을 풀어 본다.

2_ 간단하게 생각한다. 한 번에 한 가지씩 해 나아가자.

3_ 침착하게 지금하고 있는 일에 집중하자.

4_ 사소한 일들에서 스트레스를 받지 않는다.

5_ 피곤하고 긴장될 때 이제부터 나올 사항들을 한 가지씩 시행한다.

Monday

1 가장 정신 없는 월요일 아침. 일과를 시작하기 전, 책상 서랍에서 나만의 아로마 오일을(활력을 주는 로즈마리 오일은 어떨까?) 꺼내 잠시 향기를 음미한다. 기억하자. 오늘은 월요일, 모든 것을 간단하고 즐겁게 생각하자.

2 어깨와 어깨죽지는 장시간의 사무실 업무 후 가장 긴장되는 곳이다. 반대쪽 손을 상대 쪽 어깨 위에 놓고 끝에서 목까지 지그시 눌러주고 다시 반대 방향으로 반복한다. 특별히 아픈 부분이 있으면 손가락으로 둥그렇게 돌리면서 눌러주기를 반복한다. 반대쪽 어깨도 같은 방법으로 시행한다.

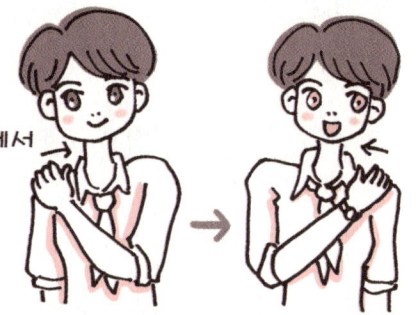

3 피곤한 하루 일과를 마치고 집에 들어오면 따뜻한 목욕물에 들어가 하루를 정리한다. 클레오파트라가 했다던 우유 목욕에 장미꽃을 띄워 즐겨 보자.

Tuesday

1 출근하는 길 차안에서도 나만의 세계를 가질 수 있다. 감미로운 음악을 들으면서 내가 좋아하는 몇 송이의 꽃내음이나 달콤한 아로마 향을 맡는 것도 좋다. 내가 좋아하는 그림이나 사진을 걸어 놓고 미소지어 보자.

2 일이 밀려 있을 때 괜히 허둥지둥하지 말고 정리해 보자. 100ml 정도의 차가운 물을 스프레이 병에 담고 2~4방울의 라벤더 에센셜 오일을 떨어뜨린 후 잘 섞는다. 눈을 감은 채로 얼굴에 가볍게 뿌려 준 후 심호흡을 몇 번 하고 다시 일을 정리하고 중요한 일부터 집중하여 처리한다.

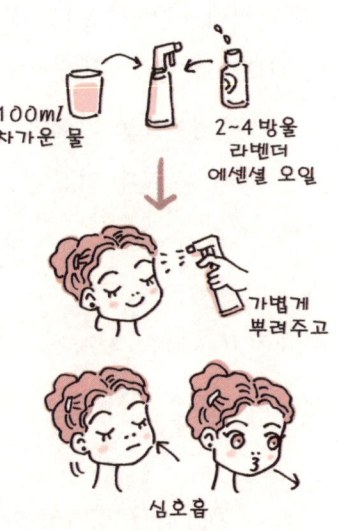

3 발의 피로를 풀어 보자. 신발을 벗고, 한쪽 발을 다른 쪽 무릎에 올린다. 이완된 상태에서 각각의 포인트 등을 엄지손가락으로 지그시 눌러 준다. 민감한 부분이 있으면 깊은 숨을 쉬면서 좀더 깊고 오래 눌러 준다. 전체적으로 손가락의 회전을 이용하여 마사지하여 준다.

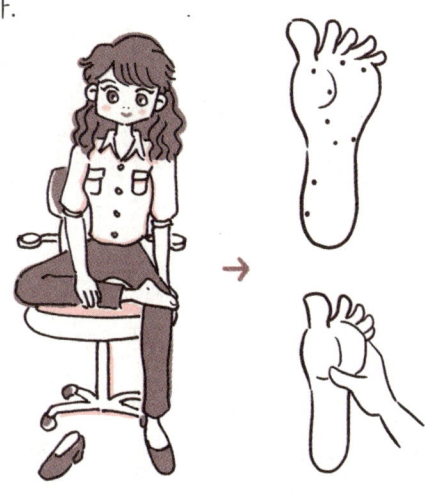

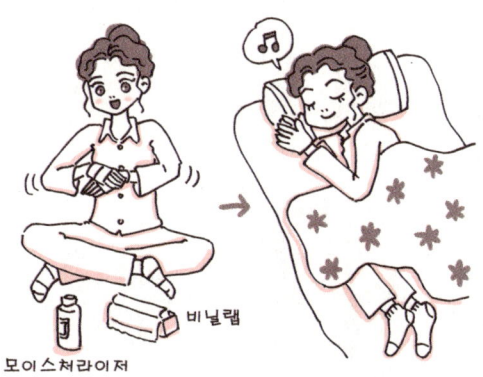

4 퇴근 후 잠들기 전에 손과 발에 모이스처라이저를 듬뿍 바른 후 비닐 래핑을 한다.

장갑과 양말을 신고 편안하게 잠자리에 든다. 아침에 일어나면 놀랄 만큼 매끄러운 피부를 보게 될 것이다.

Wednesday

1 조금은 여유로운 오늘, 상쾌한 사과향의 머릿결로 하루를 시작해 보자. 2컵의 증류수에 2테이블스푼의 사과즙을 섞는다. 샴푸와 컨디셔너를 끝낸 머리카락에 위의 사과즙을 조심스럽게 발라 눈을 감은 채로 3~5분간 손가락 끝으로 두피를 마사지하여 준다. 머리카락을 헹군 후 평상시처럼 출근 준비를 하면 된다.

2 하루 종일 컴퓨터 자판을 두드리고 펜을 굴리는 피곤한 손을 쉬게 하자. 핸드 크림이나 모이스처라이저를 손에 전체적으로 펴 바른다. 반대 엄지손가락으로 상대 쪽 손바닥을 골고루 눌러 준다. 아픈 곳을 찾아 심호흡을 하며 10초 가량 더 깊게 지그시 눌러 준다. 이제는 반대쪽 손이다. 다 끝나면 양손을 깍지 낀 채로 힘있게 쥐어짜듯이 서로 마사지를 해준다. 손이 당신에게 고마워 할 것이다.

꾹꾹 골고루 눌러준다.

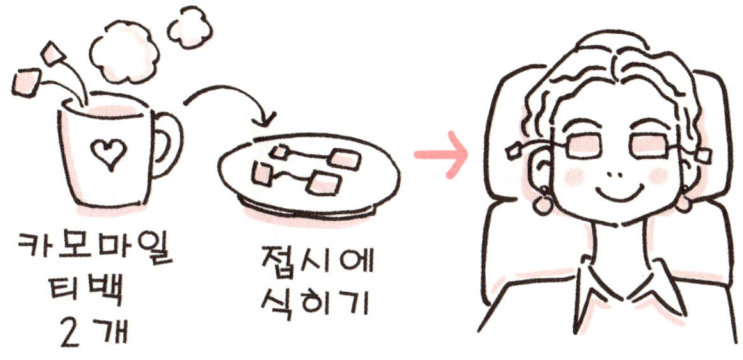

3 컴퓨터 자판을 보느라고 피곤한 눈이나 두통시에 이를 완화시키는 또 하나의 방법이다. 2개의 카모마일 티백으로 차를 끓여 낸 후 건져 내어 접시 위에 식힌다. 온기가 남아 있지만 피부에 닿을 정도의 온도가 되면 티백을 양 눈꺼풀 위에 덮는다. 몇 분 동안 의자를 뒤로 젖히고 휴식을 취하다 티백이 차갑게 식었다고 느껴지면 일어나서 카모마일 차를 마셔 본다.

Thursday

1 날씨 좋은 오늘 아침은 출근 전에 가벼운 산보를 즐겨 보는 곳도 좋겠다.

2 창문을 열고 심호흡을 하면서 눈 덮인 하얀 산을 상상한다. 자전거를 타고 푸른 초원을 지나는 상상도 좋겠다. 잠시 동안 그 상태로 서서 상상하자.

3 감기 기운이 있거나 생각이 잘 풀리지 않을 때 유칼립투스 에센셜 오일의 향을 즐겨 본다. 정신이 맑아지고 숨쉬기가 편해지는 것을 느낄 수 있다.

4 긴장성 두통이나 스트레스로 머리가 아플 때 간단한 자가 마사지를 해보자. 관자놀이에 엄지 손가락을 대고 중앙에서 관자놀이 쪽으로 지그시 누르며 이동한다. 이후 반대로 중앙 이마 쪽으로 문지른다. 다음 가운데 손가락을 중심으로 부드럽게 회전시키면서 맨 위 정수리 이마에서 가

장 높은 관자놀이까지 움직이고 다음은 조금 더 아래로 내려와 역시 중앙에서 양 관자놀이 쪽으로 몇 번 반복한다. 마지막은 관자놀이의 움푹 파인 곳을 손가락으로 지그시 눌러주면서 뼈 위의 피부가 미끄러지는 느낌이 나도록 몇 번을 반복해서 지그시 돌려주며 마무리한다.

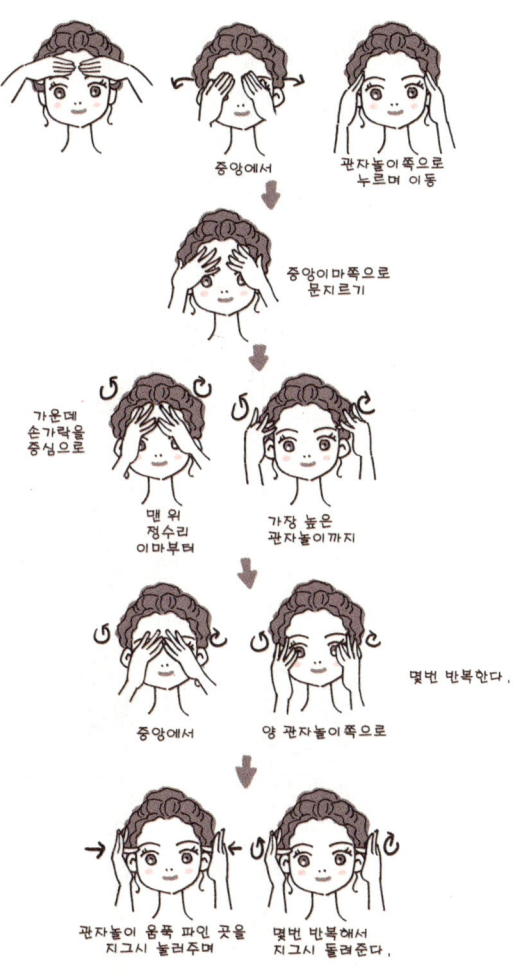

Friday

1 아침에 10분 정도 일찍 일어나 본다. 그리고 명상으로 아침을 시작해 본다. 허리를 펴고 정좌로 앉은 후 깊고 부드러운 심호흡을 한다. 머리가 맑아지고 집중되는 것을 느낄 수 있다.

2 피곤한 발, 잠시 책상 밑에서 신발을 벗고, 골프 공을 바닥에 놓고 발바닥으로 문지르듯 굴려 본다. 양발을 교대로 즐겨 본다.

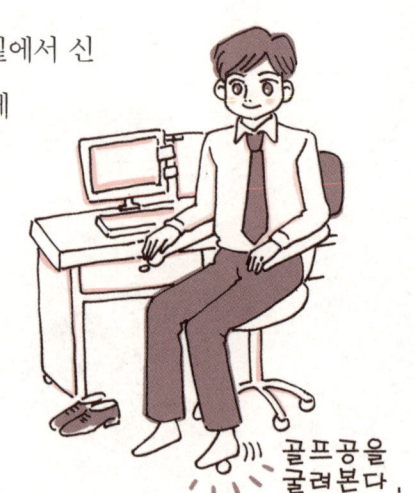
골프공을 굴려본다.

3 책상 속의 또 하나의 아로마 오일, 샌달우드도 좋겠다. 아로마 오일 6방울에 아몬드나 올리브 오일 등을 20ml 정도를 섞어 손바닥이나 팔에 떨어뜨린 후 냄새를 음미해 보면서 팔에 부드러운 마사지를 해본다.

4 하루의 피곤한 일과가 끝나고 소파에 누워 발과 눈에 특별한 처방을 내려본다. 대야에 따뜻한 물을 담아 오이 3~4조각을 잘라 넣고, 오이 2장은 잘라 눈에 부쳐 준다. 편한 의자에 기대듯 앉아 온몸을 편하게 릴랙스 한 후 눈을 감고 20분 정도 휴식을 취한다. 명상에 잠기거나 조용한 음악을 듣는 것도 좋다.

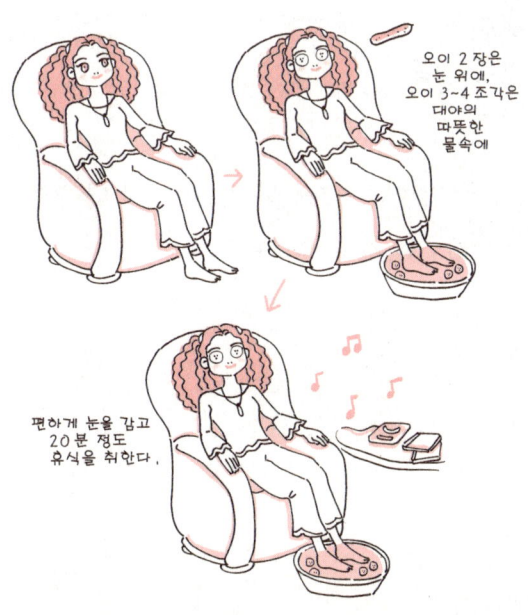

셀·레·늄

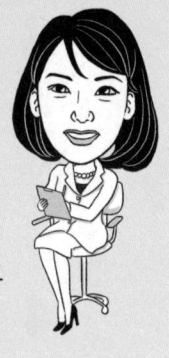

최근 우리 몸에 필수적인 미량 원소로 주목받기 시작한 셀레늄은 현재 유럽이나 미국 의학계에서도 활발하게 연구되고 있다. 그러나 외국에 비해서 우리 나라는 아직까지 그 중요성이 덜 알려진 상태이다.

셀레늄(selenium)이 가지고 있는 기능에 대해서 알아보자.

1 항산화효소로서 작용하는데 이는 노화방지에 가장 중요한 역할을 한다. 즉 우리 몸은 평생 살아가는 동안 끊임없는 외부의 손상을 받게 되고 이로 인해 우리 몸에는 반응성 독성 물질이 발생하게 된다. 그리고 이 독성 물질들이 쌓이게 되면 노화를 초래하는데 이를 해독하고 중화하는데 필요한 것이 비타민 E나 셀레늄이라는 것이다.

2 놀라운 항암 효과이다. 그 동안의 연구에 의하면 남성에게서 나타나는 전립선암의 경우 셀레늄은 예방 효과와 파급방지 효과가 이미 확증된 상태이며 그 외에도 폐암, 대장암, 위암, 간암, 피부암과의 관계도 부분적으로 증명되고 있다.

3 갑상선 호르몬 생성의 조효소로서 요오드 성분과 함께 중요한 역할을 수행한다.

4 남성 호르몬인 테스토스테론의 대사에 관여하며, 정자의 구성성분으로써 그 운동성을 결정하여 가임 능력에 큰 영향을 준다.

5 셀레늄이 부족할 때에는 관절염(Kashin-Beck disease)이나 소아 심근염(Keshan disease)을 유발하는 것으로 밝혀졌다.

6 우리 몸의 면역력 향상에 도움을 주어 AIDS와 같은 바이러스의 파급을 막아주는 역할을 하기도 한다.

그러면 셀레늄은 어떻게 섭취되는 것일까? 셀레늄은 각 토양에 미량원소로 함유되어 있어 곡식이나 채소로 흡수되어 가금류나 동물, 달걀, 유제품의 먹이사슬을 통해 인체에 섭취되는데 이때 가장 중요한 요소는 토양의 상태이다. 그 나라마다 분포상태가 매우 달라 중국의 일부 부족 지역에서는 소아심근염이 빈번히 발생하는 원인을 조사하여 본 결과 셀레늄의 부족 때문이라는 것을 알아낸 것이다. 따라서 일부 국가에서는 국민의 건강을 위해 토양에 이를 보충하기 시작하였고, 건강검진시에 피검사를 통해 그 수치를 알아내어 보충 치료를 하기도 한다.

시중의 종합영양비타민제와 같은 제품에는 보통 20mg 정도의 셀레늄이 함유되어 있다. 1일당 성인 평균 권장량은 남성의 경우 70mg, 여성의 경우 50mg 정도이다.

가림출판사 · 가림M&B · 가림Let's에서 나온 책들

문 학

바늘구멍 켄 폴리트 지음 / 홍영의 옮김 / 신국판 / 342쪽 / 5,300원
레베카의 열쇠 켄 폴리트 지음 / 손연숙 옮김 / 신국판 / 492쪽 / 6,800원
암병선 니시무라 쥬코 지음 / 홍영의 옮김 / 신국판 / 300쪽 / 4,800원
첫키스한 얘기 말해도 될까 김정미 외 7명 지음 / 신국판 / 228쪽 / 4,000원
사미인곡 上·中·下 김충호 지음 / 신국판 / 각 권 5,000원
이내의 끝자리 박수완 스님 지음 / 국판변형 / 132쪽 / 3,000원
너는 왜 나에게 다가서야 했는지 김충호 지음 / 국판변형 / 124쪽 / 3,000원
세계의 명언 편집부 엮음 / 신국판 / 322쪽 / 5,000원
여자가 알아야 할 101가지 지혜 제인 아서 엮음 / 지창국 옮김 / 4×6판 / 132쪽 / 5,000원
현명한 사람이 읽는 지혜로운 이야기 이정민 엮음 / 신국판 / 236쪽 / 6,500원
성공적인 표정이 당신을 바꾼다 마츠도 도오루 지음 / 홍영의 옮김 / 신국판 / 240쪽 / 7,500원
태양의 법 오오카와 류우호오 지음 / 민병수 옮김 / 신국판 / 246쪽 / 8,500원
영원의 법 오오카와 류우호오 지음 / 민병수 옮김 / 신국판 / 240쪽 / 8,000원
석가의 본심 오오카와 류우호오 지음 / 민병수 옮김 / 신국판 / 246쪽 / 10,000원
옛 사람들의 재치와 웃음 강형중·김경익 편저 / 신국판 / 316쪽 / 8,000원
지혜의 쉼터 쇼펜하우어 지음 / 김충호 엮음 / 4×6판 양장본 / 160쪽 / 4,300원
헤세가 너에게 헤르만 헤세 지음 / 홍영의 엮음 / 4×6판 양장본 / 144쪽 / 4,500원
사랑보다 소중한 삶의 의미 크리슈나무르티 지음 / 최윤영 엮음 / 신국판 / 180쪽 / 4,000원
장자-어찌하여 알 속에 털이 있다 하는가 홍영의 엮음 / 4×6판 / 180쪽 / 4,000원
논어-배우고 때로 익히면 즐겁지 아니한가 신도희 엮음 / 4×6판 / 180쪽 / 4,000원
맹자-가까이 있는데 어찌 먼 데서 구하려 하는가 홍영의 엮음 / 4×6판 / 180쪽 / 4,000원
아름다운 세상을 만드는 사랑의 메시지 365 DuMont monte Verlag 엮음 / 정성호 옮김 / 4×6판 변형 양장본 / 240쪽 / 8,000원
황금의 법 오오카와 류우호오 지음 / 민병수 옮김 / 신국판 / 320쪽 / 12,000원
왜 여자는 바람을 피우는가? 기젤라 룬테 지음 / 김현성·진정미 옮김 / 국판 / 200쪽 / 7,000원

건 강

식초건강요법 건강식품연구회 엮음 / 신재용(해성한의원 원장) 감수
가장 쉽게 구할 수 있고 경제적인 식품이면서 상상할 수 없을 정도로 뛰어난 약효를 지닌 식초의 모든 것을 담은 건강지침서! 신국판 / 224쪽 / 6,000원

아름다운 피부미용법 이순희(한독피부미용학원 원장) 지음
피부조직에 대한 기초 이론과 우리 몸의 생리를 알려줌으로써 아름다운 피부, 젊은 피부를 오래 유지할 수 있는 비결 제시! 신국판 / 296쪽 / 6,000원

버섯건강요법 김병각 외 6명 지음
종양 억제율 100%에 가까운 96.7%를 나타내는 기적의 약용버섯 등 신비의 버섯을 통하여 암을 치료하고 비만, 당뇨, 고혈압, 동맥경화 등 각종 성인병 예방을 위한 생활 건강 지침서! 신국판 / 286쪽 / 8,000원

성인병과 암을 정복하는 유기게르마늄 이상현 편저 / 캬오 샤오이 감수
최근 들어 각광을 받고 있는 새로운 치료제인 유기게르마늄을 통한 성인병, 각종 암의 치료에 대해 상세히 소개. 신국판 / 312쪽 / 9,000원

난치성 피부병 생약효소연구원 지음
현대의학으로도 치유불가능했던 난치성 피부병인 건선·아토피(태열)의 완치요법이 수록된 건강 지침서. 신국판 / 232쪽 / 7,500원

新 방약합편 정도명 편역
자신의 병을 알고 증세에 맞춰 스스로 처방을 할 수 있고 조제할 수 있는 보약 506가지 수록. 신국판 / 416쪽 / 15,000원

자연치료의학 오홍근(신경정신과 의학박사·자연의학박사) 지음
대한민국 최초의 자연의학박사가 밝힌 신비의 자연치료의학으로 자연산물을 이용하여 부작용 없이 치료하는 건강 생활 비법 공개!!
신국판 / 472쪽 / 15,000원

약초의 활용과 가정한방 이인성 지음
주변의 흔한 식물과 약초를 활용하여 각종 질병을 간편하게 예방·치료할 수 있는 비법제시. 신국판 / 384쪽 / 8,500원

역전의학 이시하라 유미 지음 / 유태종 감수
일반상식으로 알고 있는 건강상식에 대해 전혀 새로운 관점에서 비판하고 아울러 새로운 방법들을 제시한 건강 혁명 서적!! 신국판 / 286쪽 / 8,500원

이순희식 순수피부미용법 이순희(한독피부미용학원 원장) 지음
자신의 피부에 맞는 관리법으로 스스로 피부관리를 할 수 있는 방법을 제시하고 책 속 부록으로 천연팩 재료 사전과 피부 타입별 팩 고르기.
신국판 / 304쪽 / 7,000원

21세기 당뇨병 예방과 치료법 이현철(연세대 의대 내과 교수) 지음
세계 최초 유전자 치료법을 개발한 저자가 당뇨병과 대항하여 가장 확실하게 이길 수 있는 당뇨병의 올바른 이론과 발병시 대처 방법을 상세히 수록! 신국판 / 360쪽 / 9,500원

신재용의 민의학 동의보감 신재용(해성한의원 원장) 지음
주변의 흔한 먹거리를 이용해 신비의 명약이나 보약으로 활용할 수 있는 건강 지침서로서 저자가 TV나 라디오에서 다 밝히지 못한 한방 및 민간요법까지 상세히 수록!! 신국판 / 476쪽 / 10,000원

치매 알면 치매 이긴다 배오성(백상한방병원 원장) 지음
B.O.S.요법으로 뇌세포의 기능을 활성화시키고 엔돌핀의 분비효과를 극대화시켜 증상에 맞는 한약 처방을 병행하여 치매를 치유하는 획기적인 치유법 제시. 신국판 / 312쪽 / 10,000원

21세기 건강혁명 밥상 위의 보약 생식 최경순 지음
항암식품으로, 다이어트식으로, 젊고 탄력적인 피부를 유지할 수 있게 해주는 자연식으로의 생식을 소개하여 현대인들의 건강 길잡이가 되도록 하였다. 신국판 / 348쪽 / 9,800원

기치유와 기공수련 윤한홍(기치유 연구회 회장) 지음
누구나 노력만 하면 개발할 수 있고 활용할 수 있는 기 수련 방법과 기치유 개발 방법 소개. 신국판 / 340쪽 / 12,000원

만병의 근원 스트레스 원인과 퇴치 김지혁(김지혁한의원 원장) 지음
만병의 근원인 스트레스를 속속들이 파헤치고 예방법까지 속시원하게 제시!! 신국판 / 324쪽 / 9,500원

김종성 박사의 뇌졸중 119 김종성 지음
우리나라 사망원인 1위, 뇌졸중 분야의 최고 권위자인 저자가 일상생활에서의 건강관리부터 환자간호에 이르기까지 뇌졸중의 예방, 치료법 등 모든 것 수록. 신국판 / 356쪽 / 12,000원

탈모 예방과 모발 클리닉 장정훈·전재홍 지음
미용적인 측면과 공기나 일상적으로 고민하고 궁금해 하는 털에 관한 내용들을 다양하고 재미있게 예들을 들어가면서 흥미롭게 풀어간 것이 이 책의 특징. 신국판 / 252쪽 / 8,000원

구태규의 100% 성공 다이어트 구태규 지음
하이틴 영화배우의 다이어트 체험서. 저자만의 다이어트법을 제시하면서 바람직한 다이어트에 대해서도 알려준다. 건강하게 날씬해지고 싶은 사람들을 위한 필독서! 4×6배판 변형 / 240쪽 / 9,900원

암 예방과 치료법 이춘기 지음
암환자와 가족들을 위해서 암의 치료방법에서부터 합병증의 예방 및 암이 생기기 전에 알 수 있는 방법에 이르기까지 상세하게 해설해 놓은 책. 신국판 / 296쪽 / 11,000원

알기 쉬운 위장병 예방과 치료법 민영일 지음
소화기관인 위와 관련 기관들의 여러 질환을 발병 원인, 증상, 치료법을 중심으로 알기 쉽게 해설해 놓은 건강서. 신국판 / 328쪽 / 9,900원

이온 체내혁명 노보루 야마노이 지음 / 김병관 옮김
새로운 건강관리 이론으로 주목을 받고 있는 음이온을 통해 건강을 돌볼 수 있는 방법 제시. 신국판 / 272쪽 / 9,500원

어혈과 사혈요법 정지천 지음
침과 부황요법 등을 사용하여 모든 질병을 다스릴 수 방법과 우리 주변에서 손쉽게 접할 수 있는 각 질병의 상황별 처치를 혈자리 그림과 함께 해설. 신국판 / 308쪽 / 12,000원

약손 경락마사지로 건강미인 만들기 고정환 지음
경락과 민족 고유의 정신 약손을 결합시킨 약손 성형경락 마사지로 수술하지 않고도 자신이 원하는 부위를 고치는 방법을 제시하는 건강 미용서.
4×6배판 변형 / 284쪽 / 15,000원

정유정의 LOVE DIET 정유정 지음
널리 알려진 온갖 다이어트 방법으로 살을 빼려고 노력했던 저자의 고통스러웠던 다이어트 체험담이 실려 있어 지금 살 때문에 고민하는 사람들이 가슴에 와 닿는 나만의 다이어트 계획을 나름대로 세울 수 있을 것이다.
4×6배판 변형 / 196쪽 / 10,500원

머리에서 발끝까지 예뻐지는 부분다이어트 신상만·김선민 지음
한약을 먹거나 침을 맞아 살을 빼는 방법, 아로마요법을 이용한 다이어트법, 운동을 이용한 부분만의 해소법 등이 실려 있으므로 나에게 맞는 방법을 선택해 날씬하고 예쁜 몸매를 만들 수 있을 것이다.
4×6배판 변형 / 196쪽 / 11,000원

알기 쉬운 심장병 119 박승정 지음
심장병에 관해 심장질환이 생기는 원인, 증상, 치료법을 중심으로 내용을 상세하게 해설해 놓은 건강서. 신국판 / 248쪽 / 9,000원

알기 쉬운 고혈압 119 이정균 지음
생활 속의 고혈압에 관해 일반인들이 관심을 가지고 예방할 수 있도록 고혈압의 원인, 증상, 합병증 등을 상세하게 해설해 놓은 건강서.
신국판 / 304쪽 / 10,000원

여성을 위한 부인과질환의 예방과 치료 차선희 지음
남들에게는 말할 수 없는 증상들로 고민하고 있는 여성들을 위해 부인암, 골다공증, 빈혈 등 부인과질환을 원인 및 치료법을 중심으로 설명한 여성건강 정보서. 신국판 / 304쪽 / 10,000원

알기 쉬운 아토피 119 이승규·임승철·김문호·안유일 지음
감기처럼 흔하지만 무섭기만 한 아토피 피부염의 원인에서부터 증상, 치료방법, 임상사례, 민간요법을 적용한 환자들의 경험담 등 수록.
신국판 / 232쪽 / 9,500원

120세에 도전한다 이권행 지음
아프지 않고 건강하게 오래 살기를 바라는 현대인들에게 우리 체질에 맞는 식생활습관, 심신 활동, 생활습관, 체질별·나이별 양생법을 소개. 장수하고픈 독자들의 궁금증을 풀어줄 것이다. 신국판 / 308쪽 / 11,000원

건강과 아름다움을 만드는 요가 정판식 지음
책을 보고서 집에서 혼자서도 할 수 있는 요가법 수록. 각종 질병에 따른 요가 수정체조법도 담았으며, 별책 부록으로 한눈에 보는 요가 차트 수록.
4×6배판 변형 / 224쪽 / 14,000원

우리 아이 건강하고 아름다운 롱다리 만들기 김성훈 지음
키 작은 우리 아이를 롱다리로 만드는 비법공개. 식사습관과 생활습관만의 변화로도 키를 크게 할 수 있으므로 키 작은 자녀를 둔 부모의 고민을 해결해 준다. 대국전판 / 236쪽 / 10,500원

알기 쉬운 허리디스크 예방과 치료 이종서 지음
전문가들의 의견, 허리병의 치료에서 가장 중요한 운동치료, 허리디스크와 요통에 관해 언론에서 잘못 소개한 기사나 과장 보도한 기사, 대상이 광범위함으로써 생기고 있는 사이비 의술 및 상업적인 의술을 시행하는 상업적인 병원 등을 소개함으로써 허리병을 앓고 있는 사람들에게 정확하고 올바른 지식을 전달하고자 하는 길라잡이서. 대국전판 / 336쪽 / 12,000원

소아과 전문의에게 듣는 알기 쉬운 소아과 119 신영규·이강우·최성항 지음
새내기 엄마, 아빠를 위해 올바른 육아법을 제시하고 각종 질병에 대한 치료법 및 예방법, 응급처치법을 소개. 4×6배판 변형 / 280쪽 / 14,000원

피가 맑아야 건강하게 오래 살 수 있다 김영찬 지음
현대인이 앓고 있는 고혈압, 당뇨병, 심장병 등은 피가 끈적거리고 혈관이 너덜거려서 생기는 질병이다. 이러한 성인병을 치료하려면 식이요법, 생활습관 개선 등을 통해 피를 맑게 해야 한다. 이 책에서는 피를 맑게 하기 위해 필요한 처방, 생활습관 개선법을 한의학적 관점에서 상세하게 설명하고 있다. 신국판 / 256쪽 / 10,000원

웰빙형 피부 미인을 만드는 나만의 셀프 피부건강 양해원 지음
모든 사람들이 관심 있어 하는 피부 관리를 집에서 할 수 있게 해주는 실용서. 집에서 간단하게 만들 수 있는 화장수, 팩 등을 소개하여 손안의 미용서 역할을 하고 있다. 대국전판 / 144쪽 / 10,000원

내 몸을 살리는 생활 속의 웰빙 항암 식품 이승남 지음
암=사형 선고라는 고정 관념을 깨뜨는 전제 아래 우리 밥상에서 흔히 볼 수 있는 먹거리로 암을 예방하며 치료하는 방법 소개. 암환자와 그 가족들에게 희망을 안겨 줄 것이다. 대국전판 / 248쪽 / 9,800원

마음한글, 느낌한글 박완식 지음
훈민정음의 창제원리를 이용한 한글명상, 한글요가, 한글체조로 지금까지의 요가나 명상과는 차원이 다른 더욱 더 효과적인 수련으로 이제 당신 앞에 새로운 세계가 펼쳐진다. 4×6배판 / 300쪽 / 15,000원

웰빙 동의보감식 발마사지 10분 최미회 지음, 신재용 감수
발이 병나면 몸에도 병이 생긴다. 우리 몸 중에서 가장 천대받으면서도 가장 많은 일을 하는 발을 새롭게 인식하는 추세에 맞추어 발을 가꾸어 건강을 지키는 방법 제시. 각 질병별 발마사지 방법, 부위를 구체적으로 설명하고 있다. 텔레비전을 보면서 하는 15분 발마사지가 피로를 풀어주고 건강을 지켜줄 것이다. 4×6배판 변형 / 204쪽 / 13,000원

아름다운 몸, 건강한 몸을 위한 목욕 건강 30분 임하성 지음
우리가 흔히 대수롭지 않게 여기고 하는 습관 중에 하나가 목욕일 것이다. 그러나 이제 목욕도 건강과 관련시켜 올바른 방법으로 해야 한다. 웰빙 시대, 웰빙 라이프에 맞는 올바른 목욕법을 피부 관리 및 우리들의 생활 패턴에 맞추어 제시해 본다. 대국전판 / 176쪽 / 9,500원

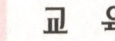
교 육

우리 교육의 창조적 백색혁명 원상기 지음 / 신국판 / 206쪽 / 6,000원

현대생활과 체육 조창남 외 5명 공저 / 신국판 / 340쪽 / 10,000원

퍼펙트 MBA IAE유학네트 지음 / 신국판 / 400쪽 / 12,000원

유학길잡이 I -미국편
IAE유학네트 지음 / 4×6배판 / 372쪽 / 13,900원

유학길잡이 II - 4개국편
IAE유학네트 지음 / 4×6배판 / 348쪽 / 13,900원

조기유학길잡이.com
IAE유학네트 지음 / 4×6배판 / 428쪽 / 15,000원

현대인의 건강생활
박상호 외 5명 공저 / 4×6배판 / 268쪽 / 15,000원

천재아이로 키우는 두뇌훈련 나카마츠 요시로 지음 / 민병수 옮김
머리가 좋은 아이로 키우기 위한 환경 만들기, 식사, 운동 등 연령별 두뇌훈련법 소개. 국판 / 288쪽 / 9,500원

두뇌혁명 나카마츠 요시로 지음 / 민병수 옮김
『뇌내혁명』 하루야마 시게오의 추천작!! 어른들을 위한 두뇌 개발서로, 풍요로운 인생을 만들기 위한 '뇌'와 '몸' 자극법 제시.
4×6판 양장본 / 288쪽 / 12,000원

테마별 고사성어로 익히는 한자 김경익 지음 / 4×6배판 변형 / 248쪽 / 9,800원

生生 공부비법 이은승 지음
국내 최초 수학과의 수석의 주인공 이은승이 개발한 자기만의 맞춤식 공부 학습법 소개. 공부도 하는 법을 알면 목표를 달성할 수 있다고 용기를 북돋우어 주는 실전 공부 비법서. 대국전판 / 272쪽 / 9,500원

자녀를 성공시키는 습관만들기 배은경 지음
성공하는 자녀를 꿈꾸는 부모들이 알아야 할 자녀 교육법 소개. 부모는 자녀 인생의 주연이 아님을 알아야 하며 부모의 좋은 습관, 건전한 생각이 자녀의 성공 인생을 가져온다는 내용을 담은 부모 및 자녀 모두를 위한 자기계발서. 대국전판 / 232쪽 / 9,500원

취미 · 실용

김진국과 같이 배우는 와인의 세계 김진국 지음
포도주 역사에서 분류, 원료 포도의 종류와 재배, 양조 · 숙성 · 저장, 시음법, 어울리는 요리와 와인의 유통과 소비, 와인 시장의 현황과 전망, 와인 판매 요령, 와인의 보관과 재고의 회전, '와인 양조 비밀의 모든 것'을 동영상으로 담은 CD까지, 와인의 모든 것이 담긴 종합학습서.
국배판 변형양장본(올 컬러판) / 208쪽 / 30,000원

경제 · 경영

CEO가 될 수 있는 성공법칙 101가지 김승룡 편역 / 신국판 / 320쪽 / 9,500원

정보소프트 김승룡 지음 / 신국판 / 324쪽 / 6,000원

기획대사전 다카하시 젠코 지음 / 홍영의 옮김
기획에 관련된 모든 사항을 실례와 도표를 통하여 초보자에서 프로기획맨에 이르기까지 효율적으로 활용할 수 있도록 체계화로 총망라하였다.
신국판 / 552쪽 / 19,500원

맨손창업 · 맞춤창업 BEST 74 양혜숙 지음
창업대행 현장 전문가가 추천하는 유망업종을 7가지 주제별로 나누어 수록한 맞춤창업서로 창업예비자들에게 창업의 길을 밝혀줄 발로 뛰면서 만든 실무 지침서!! 신국판 / 416쪽 / 12,000원

무자본, 무점포 창업! FAX 한 대면 성공한다 다카시로 고시 지음 / 홍영의 옮김 / 신국판 / 226쪽 / 7,500원

성공하는 기업의 인간경영 중소기업 노무 연구회 편저 / 홍영의 옮김
무한경쟁시대에서 각 기업들의 다양한 경영 실태 속에서 인사 · 노무 관리 개선에 있어서 기업의 효율을 높이고 발전을 이룰 수 있는 원칙을 제시.
신국판 / 368쪽 / 11,000원

21세기 IT가 세계를 지배한다 김광회 지음
21세기 화두로 떠오른 IT혁명의 경쟁력에 대해서 전문가의 논리적이고 철저한 해설과 더불어 매장 끝까지 실제 사례를 곁들여 설명.
신국판 / 380쪽 / 12,000원

경제기사로 부자아빠 만들기 김기태 · 신현태 · 박근수 공저
날마다 배달되는 경제기사를 꼼꼼히 챙겨보는 사람만이 현대생활에서 부자가 될 수 있다. 언론인의 현장감각과 학자의 전문성을 접목시킨 것이 이 책의 특성! 누구나 이 책을 읽고 경제원리를 체득, 경제예측을 할 수 있게 준비된 생활경제서이다. 신국판 / 388쪽 / 12,000원

포스트 PC의 주역 정보가전과 무선인터넷 김광회 지음
포스트 PC의 주역으로 급부상하고 있는 정보가전과 무선인터넷 그리고 이를 구현하기 위한 관련 테크놀러지를 체계적으로 소개.
신국판 / 356쪽 / 12,000원

성공하는 사람들의 마케팅 바이블 채수명 지음
최근의 이론을 보완하여 내놓은 마케팅 관련 실무서. 마케팅의 정보전략, 핵심요소, 컨설팅실무까지 저자의 노하우와 창의적인 이론이 결합된 마케팅서. 신국판 / 328쪽 / 12,000원

느린 비즈니스로 돌아가라 사카모토 게이이치 지음 / 정성호 옮김
미국식 스피드 경영에 익숙해져 현실의 오류를 간과하고 있는 사람들을 위해 어떻게 팔 것인가보다 무엇을 팔 것인가를 설명하는 마케팅 컨설턴트의 대안 제시서! 신국판 / 276쪽 / 9,000원

적은 돈으로 큰돈 벌 수 있는 부동산 재테크 이원재 지음
700만 원으로 부동산 재테크에 뛰어들어 100배 불린 저자가 부동산 재테크를 계획하고 있는 사람들이 반드시 알아두어야 할 내용을 경험담을 담아 해설해 놓은 경제서. 신국판 / 340쪽 / 12,000원

바이오혁명 이주영 지음
21세기 국가간 경쟁부문으로 새로이 떠오르고 있는 바이오혁명에 관한 기초지식을 언론사에 몸담고 있는 현직 기자가 아주 쉽게 해설해 놓은 바이오 가이드서. 바이오 관련 용어 해설 수록. 신국판 / 328쪽 / 12,000원

성공하는 사람들의 자기혁신 경영기술 채수명 지음
자기 계발을 통한 신지식 자기경영마인드를 갖추어야 한다는 전제 아래 그 방법을 자세하게 알려주는 자기계발 지침서. 신국판 / 344쪽 / 12,000원

CFO 교텐 토요오 · 타하라 오키시 지음 / 민병수 옮김
일반인들에게 생소한 용어인 CFO, 즉 최고 재무책임자의 역할이 지금까지와는 완전히 달라져야 한다. 기업을 이끌어가는 새로운 키잡이로서의 CFO의 역할, 위상 등을 일본의 기업을 중심으로 하여 알아보고 바람직한 방향을 제시한다. 신국판 / 312쪽 / 12,000원

네트워크시대 네트워크마케팅 임동학 지음
학력, 사회적 지위 등에 관계 없이 자신이 노력한 만큼 돈을 벌 수 있는 네트워크마케팅에 관해 알려주는 안내서. 신국판 / 376쪽 / 12,000원

성공리더의 7가지 조건 다이앤 트레이시 · 윌리엄 모건 지음 / 지창영 옮김
개인과 팀, 조직관계의 개선을 위한 방향제시 및 실천을 위한 안내자 역할을 해주는 책. 현장에서 활용할 수 있는 실용서. 신국판 / 360쪽 / 13,000원

김종결의 성공창업 김종결 지음
누구나 창업을 할 수는 있지만 아무나 돈을 버는 것은 아니다라는 전제 아래 중견 연기자로서, 음식점 사장님으로 성공한 탤런트 김종결의 성공비결을 통해 창업전략과 성공전략을 제시한다. 신국판 / 340쪽 / 12,000원

최적의 타이밍에 내 집 마련하는 기술 이원재 지음
부동산을 통한 재테크의 첫걸음 '내 집 마련'의 결정판. 체계적이고 한눈에 쏙 들어 오는 '내 집 장만 과정'을 쉽게 풀어놓은 부동산재테크서.
신국판 / 248쪽 / 10,500원

컨설팅 세일즈 Consulting sales 임동학 지음
발로 뛰는 영업이 아니라 머리로 하는 영업이 절실히 요구되는 시대 상황에 맞추어 고객지향의 세일즈, 과제해결 세일즈, 구매자와 공급자 간에 서로 만족하는 세일즈법 제시. 대국전판 / 336쪽 / 13,000원

연봉 10억 만들기 김농주 지음
연봉으로 말해지는 임금을 재테크 하여 부자가 될 수 있는 방법 제시. 고액의 연봉을 받기 위해서 개인이 갖추어야 할 실무적 능력, 태도, 마음가짐, 재테크 수단 등을 각 주제에 따라 구체적으로 제시함으로써 부자를 꿈꾸는 사람들이 그 희망을 이룰 수 있게 해준다. 국판 / 216쪽 / 10,000원

주5일제 근무에 따른 한국형 주말창업 최효진 지음
우리나라 실정에 맞는 주말창업 아이템의 제시 및 창업시 필요한 정보를 얻을 수 있는 곳, 주의해야 할 점, 실전 인터넷 쇼핑몰 창업, 표준사업계획서 등을 수록하여 지금 당장이라도 내 사업을 할 수 있게 해주는 창업 길라잡이서. 신국판 변형 양장본 / 216쪽 / 10,000원

돈 되는 땅 돈 안되는 땅 김영준 지음
부동산 틈새시장에서의 투자 노하우를 신행정수도 예정지 및 고속철도 역세권 등 투자 유망지역을 중심으로 완벽하게 수록해 놓은 부동산재테크서. 신국판 / 300쪽 / 13,000원

돈 버는 회사로 만들 수 있는 109가지 다카하시 도시노리 지음 / 민병수 옮김
회사경영에서 경영자가 꼭 알아야 할 기본 사항 수록. 내용이 항목별로 정리되어 있어 원하는 자료를 바로 찾아 볼 수 있는 것이 최대의 장점. 이 책

을 통해서 불필요한 군살을 빼고 강한 근육질을 가진 돈 버는 회사를 만들어 보자.   신국판 / 344쪽 / 13,000원

주식

개미군단 대박맞이 주식투자   홍성걸(한양증권 투자분석팀 팀장) 지음
초보에서 인터넷을 활용한 주식투자까지 필자의 현장에서의 경험을 바탕으로 한 주식 성공전략의 모든 정보 수록.   신국판 / 310쪽 / 9,500원

알고 하자! 돈 되는 주식투자   이길영 외 2명 공저
일본과 미국의 주식시장을 철저한 분석과 데이터화를 통해 한국 주식시장의 투자의 흐름을 파악함으로써 한국 주식시장에서의 확실한 성공전략 제시!!   신국판 / 388쪽 / 12,500원

항상 당하기만 하는 개미들의 매도·매수타이밍 999% 적중 노하우   강경무 지음
승부사를 꿈꾸며 와신상담하는 모든 이들에게 희망의 등불이 될 것을 확신하는 Jusicman의 주식시장에서 돈벌고 성공할 수 있는 비결 전격공개!!
신국판 / 336쪽 / 12,000원

부자 만들기 주식성공클리닉   이창회 지음
저자의 경험담을 섞어서 주식이란 무엇인가를 풀어서 써놓은 주식입문서. 초보자와 자신을 성찰해볼 기회를 가지려는 기존의 투자자를 위해 태어났다.   신국판 / 372쪽 / 11,500원

선물·옵션 이론과 실전매매   이창회 지음
선물과 옵션시장에서 일반인들이 실패하는 원인을 분석하고, 반드시 지켜야 할 투자원칙에 따라 유형별로 실전 매매 테크닉을 터득함으로써 투자를 성공으로 할 수 있게 한 지침서!!   신국판 / 372쪽 / 12,000원

너무나 쉬워 재미있는 주가차트   홍성무 지음
주식시장에서는 차트 분석을 통해 주가를 예측하는 투자자만이 주식투자에서 성공하므로 차트에서 급소를 신속, 정확하게 뽑아내 매매타이밍을 잡는 방법을 알려주는 주식투자 지침서.   4×6판 / 216쪽 / 15,000원

역학

역리종합 만세력   정도명 편저 / 신국판 / 532쪽 / 10,500원
작명대전   정보국 지음 / 신국판 / 460쪽 / 12,000원
하락이수 해설   이천교 편저 / 신국판 / 620쪽 / 27,000원
현대인의 창조적 관상과 수상   백운산 지음 / 신국판 / 344쪽 / 9,000원
대운용신영부적   정재원 지음 / 신국판 양장본 / 750쪽 / 39,000원
사주비결활용법   이세진 지음 / 신국판 / 392쪽 / 12,000원
컴퓨터세대를 위한 新 성명학대전   박용찬 지음 / 신국판 / 388쪽 / 11,000원
길흉화복 꿈풀이 비법   백운산 지음 / 신국판 / 410쪽 / 12,000원
새천년 작명컨설팅   정재원 지음 / 신국판 / 470쪽 / 13,000원
백운산의 신세대 궁합   백운산 지음 / 신국판 / 304쪽 / 9,500원
동자삼 작명학   남시모 지음 / 신국판 / 496쪽 / 15,000원
구성학의 기초   문길여 지음 / 신국판 / 412쪽 / 12,000원

법률 일반

여성을 위한 성범죄 법률상식   조명원(변호사) 지음
성희롱에서 성폭력범죄까지 여성이었기 때문에 특히 말 못하고 당해야만 했던 이 땅의 여성들을 위한 성범죄 법률상식서. 사례별 법적 대응방법 제시.   신국판 / 248쪽 / 8,000원

아파트 난방비 75% 절감방법   고영근 지음
예비역 공군소장이 잘못 부과된 아파트 난방비를 최고 75%까지 줄일 수 있는 방법을 구체적인 법적 근거를 토대로 작성한 아파트 난방비 절감방법 제시.   신국판 / 238쪽 / 8,000원

일반인이 꼭 알아야 할 절세전략 173선   최성호(공인회계사) 지음
세법을 제대로 알면 돈이 보인다. 현직 공인중개사가 알려주는 합법적으로 세금을 덜 내고 돈을 버는 절세전략의 모든 것!   신국판 / 392쪽 / 12,000원

변호사와 함께하는 부동산 경매   최환주(변호사) 지음
새 상가건물임대차보호법에 따른 권리분석과 채무자나 세입자의 권리방어 기법을 제시한다. 또한 새 민사집행법에 따른 각 사례별 해설도 수록.   신국판 / 404쪽 / 13,000원

혼자서 쉽고 빠르게 할 수 있는 소액재판   김재용·김종철 공저
나홀로 소액재판을 할 수 있도록 소장작성에서 판결까지의 실제 재판과정을 상세하게 수록하여 이 책 한 권이면 모든 것을 완벽하게 해결할 수 있다.   신국판 / 312쪽 / 9,500원

"술 한 잔 사겠다"는 말에서 찾아보는 채권·채무   변환철(변호사) 지음
일반인들이 꼭 알아야 할 채권·채무에 관한 법률 사항을 빠짐없이 수록.
신국판 / 408쪽 / 13,000원

알기쉬운 부동산 세무 길라잡이   이건무(세무서 재산계장) 지음
부동산에 관련된 모든 세금을 알기 쉽게 단계별로 해설. 합리적이고 탈세가 아닌 적법한 절세법 제시.   신국판 / 400쪽 / 13,000원

알기쉬운 어음, 수표 길라잡이   변환철(변호사) 지음
어음, 수표의 발행에서부터 도난 또는 분실한 경우의 공시최고와 제권판결에 이르기까지 어음, 수표 관련 법률사항을 쉽고도 상세하게 압축해 놓은 생활법률서.   신국판 / 328쪽 / 11,000원

제조물책임법   강동근(변호사)·윤종성(검사) 공저
제품의 설계, 제조, 표시상의 결함으로 소비자가 피해를 입었을 때 제조업자가 배상책임을 져야 하는 제조물책임 시대를 맞아 제조업자가 갖춰야 할 법률적 지식을 조목조목 설명해 놓은 생활법률서.   신국판 / 368쪽 / 13,000원

알기 쉬운 주5일근무에 따른 임금·연봉제 실무   문강분(공인노무사) 지음
최근의 행정해석과 판례를 중심으로 임금관련 문제를 정리하고 기업에서 관심이 많은 연봉제 및 성과배분제, 비정규직문제, 여성근로자문제 등의 이슈들과 주40시간제 법개정, 퇴직연금제 도입 등 최근의 법·시행령 개정사항을 모두 수록한 임금·연봉제실무 지침서.
4×6배판 변형 / 544쪽 / 35,000원

변호사 없이 당당히 이길 수 있는 형사소송   김대환 지음
우리 생활과 함께 숨쉬는 형사법 서식을 구체적인 사례와 함께 소개. 내 손으로 간결하고 명확한 고소장·항소장·상고장 등 형사소송서식을 작성할 수 있다. 형사소송 관련 서식 CD 수록.   신국판 / 304쪽 / 13,000원

변호사 없이 당당히 이길 수 있는 민사소송   김대환 지음
민사, 호적과 가사를 포함한 생활과 밀접한 관련이 있는 생활법률 전반을 보통 사람들이 가장 궁금해하는 내용을 위주로 하여 사례를 들어가며 아주 쉽게 풀어놓은 민사 실무서.   신국판 / 412쪽 / 14,500원

혼자서 해결할 수 있는 교통사고 Q&A   조명원(변호사) 지음
현실에서 본인이 아무리 원하지 않더라도 운명처럼 누구에게나 닥칠 수 있는 교통사고 문제를 사례, 각급 법원의 주요 판례와 함께 정리하여 일반인들도 쉽게 이해할 수 있도록 내용 구성.   신국판 / 336쪽 / 12,000원

생활법률

부동산 생활법률의 기본지식
대한법률연구회 지음 / 김원중(변호사) 감수 / 신국판 / 480쪽 / 12,000원

고소장·내용증명 생활법률의 기본지식
하태웅(변호사) 지음 / 신국판 / 440쪽 / 12,000원

노동 관련 생활법률의 기본지식
남동희(공인노무사) 지음 / 신국판 / 528쪽 / 14,000원

외국인 근로자 생활법률의 기본지식
남동희(공인노무사) 지음 / 신국판 / 400쪽 / 12,000원

계약작성 생활법률의 기본지식
이상도(변호사) 지음 / 신국판 / 560쪽 / 14,500원

지적재산 생활법률의 기본지식
이상도(변호사)·조의제(변리사) 공저 / 신국판 / 496쪽 / 14,000원

부당노동행위와 부당해고 생활법률의 기본지식
박영수(공인노무사) 지음 / 신국판 / 432쪽 / 14,000원

주택·상가임대차 생활법률의 기본지식
김운용(변호사) 지음 / 신국판 / 480쪽 / 14,000원

하도급거래 생활법률의 기본지식
김진홍(변호사) 지음 / 신국판 / 440쪽 / 14,000원

이혼소송과 재산분할 생활법률의 기본지식
박동섭(변호사) 지음 / 신국판 / 460쪽 / 14,000원

부동산등기 생활법률의 기본지식
정상태(법무사) 지음 / 신국판 / 456쪽 / 14,000원

기업경영 생활법률의 기본지식
안동섭(단국대 교수) 지음 / 신국판 / 466쪽 / 14,000원

교통사고 생활법률의 기본지식
박정무(변호사)·전병찬 공저 / 신국판 / 480쪽 / 14,000원

소송서식 생활법률의 기본지식
김대환 지음 / 신국판 / 480쪽 / 14,000원

호적·가사소송 생활법률의 기본지식
정주수(법무사) 지음 / 신국판 / 516쪽 / 14,000원

상속과 세금 생활법률의 기본지식
박동섭(변호사) 지음 / 신국판 / 480쪽 / 14,000원

담보·보증 생활법률의 기본지식
류창호(법학박사) 지음 / 신국판 / 436쪽 / 14,000원

소비자보호 생활법률의 기본지식
김성천(법학박사) 지음 / 신국판 / 504쪽 / 15,000원

판결·공정증서 생활법률의 기본지식
정상태(법무사) 지음 / 신국판 / 312쪽 / 13,000원

처 세

성공적인 삶을 추구하는 여성들에게 우먼파워
조안 커너·모이라 레이너 공저 / 지창영 옮김
사회의 여성을 향한 냉대와 편견의 벽을 깨뜨리고 성공적인 삶을 이루려는 여성들이 갖추어야 할 자세 및 삶의 이정표 제시!! 신국판 / 352쪽 / 8,800원

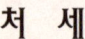 **이익이 되는 말 話 손해가 되는 말** 우메시마 미요 지음 / 정성호 옮김
직장이나 집안에서 언제나 주고받는 일상의 화제를 모아 읽음으로써 대화의 참의미를 깨닫고 비즈니스를 성공적으로 이끌기 위한 대화술을 키우는 방법 제시!! 신국판 / 304쪽 / 9,000원

성공하는 사람들의 화술테크닉 민영욱 지음
개인간의 사적인 대화에서부터 대중을 위한 공적인 강연에 이르기까지 어떻게 말하고 어떻게 스피치를 할 것인가에 관한 지침서.
신국판 / 320쪽 / 9,500원

부자들의 생활습관 가난한 사람들의 생활습관
다케우치 야스오 지음 / 홍영의 옮김
경제학의 발상을 기본으로 하여 사람들이 살아가면서 생활에서 생각해 볼 수 있는 이익을 보는 생활습관과 손해를 보는 생활습관을 수록, 독자 자신에게 맞는 생활습관의 기본 전략을 설계할 수 있도록 제시.
신국판 / 320쪽 / 9,800원

코끼리 귀를 당긴 원숭이-히딩크식 창의력을 배우자 강충인 지음
코끼리와 원숭이의 우화를 히딩크의 창조적 경영기법과 리더십에 대비하여 자기혁신, 기업혁신을 꾀하는 창의력 개발법을 제시.
신국판 / 208쪽 / 8,500원

성공하려면 유머와 위트로 무장하라 민영욱 지음
21세기에 들어 새로운 추세를 형성하고 있는 말 잘하기. 이러한 추세에 맞추어 현재 스피치 강사로 활약하고 있는 저자가 말을 잘하는 방법과 유머와 위트를 만들고 즐기는 방법을 제시한다. 신국판 / 292쪽 / 9,500원

등소평의 오뚝이전략 조창남 편저
중국 역사상 정치·경제·학문 등의 분야에서 최고 위치에 오른 리더들의

인재활용, 상황 극복법 등 처세 전략·전술을 통해 이 시대의 성공인으로 자리매김하는 해법 제시. 신국판 / 304쪽 / 9,500원

노무현 화술과 화법을 통한 이미지 변화 이현정 지음
현재 불교방송에서 활동하고 있는 이현정 아나운서의 화술 길라잡이서. 노무현 대통령의 독특한 화술과 화법을 통해 리더로서, 성공인으로서 갖추어야 할 화술 화법을 배우는 화술 실용서. 신국판 / 320쪽 / 10,000원

성공하는 사람들의 토론의 법칙 민영욱 지음
다양한 사람들의 다양한 욕구를 하나로 응집시키는 수단으로 등장하고 있는 토론에 관해 간단하고 쉽게 제시한 토론 길라잡이서.
신국판 / 280쪽 / 9,500원

사람은 칭찬을 먹고산다 민영욱 지음
현대에서 성공하는 사람으로 남기 위해서는 남을 칭찬할 줄도 알아야 한다. 성공하는 사람이 되기 위해서 알아야 할 칭찬 스피치의 기법, 특징 등을 실생활에 적용해 설명해놓은 성공처세 지침서. 신국판 / 268쪽 / 9,500원

사과의 기술 김농주 지음
미안하다는 말에 인색한 한국인들에게 "I'm sorry."가 성공을 위한 처세 기법으로 다가온다. 직장, 가정 등 다양한 환경에서 사과 한마디의 의미, 기능을 알아보고 효율성을 가진 사과가 되기 위해 갖추어야 할 조건을 제시한다. 신국판 변형 양장본 / 200쪽 / 10,000원

취업 경쟁력을 높여라 김농주 지음
각 기업별 특성 및 취업 정보 분석과 예비 취업자의 능력 개발, 자신의 적성에 맞는 직종과 직장을 잡는 법을 상세하게 수록. 신국판 / 280쪽 / 12,000원

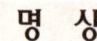 명 상

명상으로 얻는 깨달음 달라이 라마 지음 / 지창영 옮김
티베트의 정신적 지도자이자 실질적 지도자인 달라이 라마의 수많은 가르침 가운데 현대인에게 필요해지고 있는 인내에 대한 이야기.
국판 / 320쪽 / 9,000원

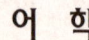 어 학

2진법 영어 이상도 지음
2진법 영어의 비결을 통해서 기존 영어학습 방법의 단점을 말끔히 해소시켜 주는 최초로 공개되는 고효율 영어학습 방법. 적은 시간을 투자하여 영어의 모든 것을 획기적으로 향상시킬 수 있는 비법을 제시한다.
4×6배판 변형 / 328쪽 / 13,000원

한 방으로 끝내는 영어 고제윤 지음
일상생활에서의 이야기를 바탕으로 하는 영어강의로 영어문법은 재미없고 지루하다고 생각하는 이 땅의 모든 사람들의 상식을 깨면서 학습 효과를 높이기 위한 공부방법을 제시하는 새로운 영어학습서.
신국판 / 316쪽 / 9,800원

한 방으로 끝내는 영단어 김승엽 지음 / 김수경·카렌다 감수
일상생활에서 우리가 무심코 던지는 영어 한마디가 당신의 영어수준을 드러낸다는 사실을 깨닫게 하는 영어 실용서. 풍부한 예문을 통해 참영어를 배우겠다는 사람, 무역업이나 관광 안내업에 종사하는 사람, 영어권 나라로 이민을 가려는 사람들에게 많은 도움을 줄 것이다.
4×6배판 변형 / 236쪽 / 9,800원

해도해도 안 되던 영어회화 하루에 30분씩 90일이면 끝낸다
Carrot Korea 편집부 지음
온라인과 오프라인을 넘나들면서 영어학습자들의 각광을 받고 있는 린다의 현지 생활 영어 수록. 교과서에서 배울 수 없었던 생생한 실생활 영어를 90일 학습으로 모두 끝낼 수 있다. 4×6배판 변형 / 260쪽 / 11,000원

바로 활용할 수 있는 기초생활영어 김수경 지음
다양한 상황에 대처할 수 있도록 인사나 감정 표현, 전화나 교통, 장소 및 기타 여러 사항에 관한 기초생활영어를 총망라. 신국판 / 240쪽 / 10,000원

바로 활용할 수 있는 비즈니스영어 김수경 지음
해외 출장시, 외국의 바이어 접견시 기본적으로 사용할 수 있는 상황별 센텐스를 수록하여 해외 출장 준비 및 외국 바이어 접견을 완벽하게 끝낼 수

있게 했다.　신국판 / 252쪽 / 10,000원

생존영어55　홍일록 지음
살아 있는 영어를 익힐 수 있는 기회 제공. 반드시 알아야 할 핵심 센텐스를 저자가 미국 현지에서 겪었던 황당한 사건들과 함께 수록, 재미도 느낄 수 있다.　신국판 / 224쪽 / 8,500원

필수 여행영어회화　한현숙 지음
해외로 여행을 갔을 때 원어민에게 바로 통할 수 있는 발음 수록. 자신 있고 당당한 자기 표현으로 즐거운 여행을 할 수 있도록 손안의 가이드 역할을 해줄 것이다.　4×6판 변형 / 328쪽 / 7,000원

필수 여행일어회화　윤영자 지음
가깝고도 먼 나라임에도 흔히 말해지는 일본을 제대로 알기 위해 노력하는 사람들에게 손안의 가이드 역할을 하는 실전 일어회화집. 일어 초보자들을 위한 한글 발음 표기 및 필수 단어 수록.　4×6판 변형 / 264쪽 / 6,500원

필수 여행중국어회화　이은진 지음
중국에서의 생활이나 여행에 꼭 필요한 상황별 회화, 반드시 알아야 할 1500여 개의 단어에 한자발음과 우리말 표기를 원음에 가깝게 달아 놓았으므로 든든한 도우미가 되어 줄 것이다.　4×6판 변형 / 256쪽 / 7,000원

영어로 배우는 중국어　김승엽 지음
중국으로 여행을 가거나 출장을 가는 사람들이 알아두어야 할 기초 생활회화와 여행 회화를 영어, 중국어 동시에 익힐 수 있게 내용을 구성.
신국판 / 216쪽 / 9,000원

필수 여행스페인어회화　유연창 지음
은행, 병원, 교통 수단 이용하기 등 외국에서 직접적으로 맞닥뜨리게 되는 상황을 설정하여 바로바로 도움을 받을 수 있게 간단한 회화를 한글 발음 표기와 같이 수록하여 손안의 도우미 역할을 해줄 것이다.
4×6판 변형 / 288쪽 / 7,000원

바로 활용할 수 있는 홈스테이 영어　김형주 지음
일반 가정생활, 학교생활에서 꼭 알아야 할 상황별 회화 · 문법 · 단어를 수록, 유학생활 동안 원어민 가족과 살면서 영어를 좀더 쉽게 배울 수 있도록 알려주는 안내서.　신국판 / 184쪽 / 9,000원

레포츠

수열이의 브라질 축구 탐방 삼바 축구, 그들은 강하다　이수열 지음
축구에 대한 관심만으로 각 나라의 축구팀, 특히 브라질 축구팀에 애정을 가지고 브라질 축구팀의 전력 및 각 선수들의 장단점을 나름대로 분석하고 연구하여 자신의 의견을 피력하고 있는 축구 길라잡이서.
신국판 / 280쪽 / 8,500원

마라톤, 그 아름다운 도전을 향하여
빌 로저스 · 프리실라 웰치 · 조 헨더슨 공저 / 오인환 감수 / 지창영 옮김
마라톤에 입문하고자 하는 초보 주자들을 위한 마라톤 가이드서. 올바르게 달리는 법, 음식 조절법, 달리기 전 준비운동, 주자에게 맞는 프로그램 짜기, 부상 예방법을 상세하게 설명하고 있다.　4×6배판 / 320쪽 / 15,000원

퍼팅 메카닉　이근택 지음
감각에 의존하는 기존 방식의 퍼팅은 이제 그만!! 저자 특유의 과학적 이론을 신체근육 운동학에 접목시켜 몸의 무리를 최소화하고 덜고 최대한의 정확성과 거리감을 갖게 하는 새로운 퍼팅 메카닉 북.
4×6배판 변형 / 192쪽 / 18,000원

아마골프 가이드　정영호 지음
골프를 처음 시작하는 모든 아마추어 골퍼를 위해 보다 쉽고 빠르게 이해할 수 있도록 내용이 구성된 아마골프 레슨 프로그램서.
4×6배판 변형 / 216쪽 / 12,000원

인라인스케이팅 100%즐기기　임미숙 지음
인라인 스케이팅을 안전하고 재미있게 즐길 수 있도록 알려주는 인라인 스케이팅 지침서. 각 단계별 동작을 한눈에 알아볼 수 있도록 세부 동작별 일러스트 수록.　4×6배판 변형 / 172쪽 / 11,000원

배스낚시 테크닉　이종건 지음
현재 한국배스스쿨에서 강사로 활약하고 있는 아마추어 배스 낚시꾼이 중급 수준의 배스 낚시꾼들이 자신의 실력을 한 단계 업그레이드 시킬 수 있도록 루어의 활용, 응용법 등을 상세하게 해설.　4×6배판 / 440쪽 / 20,000원

나도 디지털 전문가 될 수 있다!!!　이승훈 지음
깜찍한 디자인과 간편하게 휴대할 수 있다는 장점 때문에 새로운 생활필수품으로 자리를 잡아가고 있는 디카 · 디캠을 짧은 시간 안에 쉽게 배울 수 있도록 해놓은 초보자를 위한 디카 · 디캠길잡이서.
4×6배판 / 320쪽 / 19,200원

스키 100% 즐기기　김동환 지음
스키 인구의 확산 추세에 따라 스키의 기초 이론 및 기본 동작부터 상급의 기술까지 단계별 동작을 전문가의 동작사진을 곁들여 내용 구성.
4×6배판 변형 / 184쪽 / 12,000원

태권도 총론　하웅의 지음
우리의 국기 태권도에 관한 실용 이론서. 지도자가 알아야 할 사항, 태권도장 운영이론, 응급처치법 및 태권도 경기규칙 등 필수 내용만 수록.
4×6배판 / 288쪽 / 15,000원

건강하고 아름다운 동양란 기르기　난마을 지음
동양란 재배의 첫걸음부터 전시회 출품까지 동양란의 모든 것 수록. 동양란의 구조 · 특징 · 종류 · 감상법, 꽃대 관리 · 꽃 피우기 · 발색 요령 등 건강하고 아름다운 동양란 만들기로 구성.　4×6배판 변형 / 184쪽 / 12,000원

수영 100% 즐기기　김종만 지음
물 적응하기부터 수영용품, 수영과 건강, 응용수영 및 고급 수영기술에 이르기까지 주옥 같은 수중촬영 연속사진으로 자세히 설명해 주는 수영기법 Q&A.　4×6배판 변형 / 248쪽 / 13,000원

애완견114　황양원 엮음
애완견 길들이기, 애완견의 먹거리, 멋진 애완견 만들기, 애완견의 질병 예방과 건강, 애완견의 임신과 출산, 애완견에 대한 기타 관리 등 애완견을 기를 때 반드시 알아야 할 내용 수록.　4×6배판 변형 / 228쪽 / 13,000원

건강을 위한 웰빙 걷기　이강옥 지음
건강 운동으로서 많은 사람들의 관심을 모으고 있는 걷기운동을 상세하게 설명. 걷기시 필요한 장비, 올바른 걷기 자세를 설명하고 고혈압 · 당뇨병 · 비만증 · 골다공증 등 성인병과 관련해 걷기운동을 했을 때 얻을 수 있는 효과를 수록하여 성인병을 예방하고 치료할 수 있도록 하였다.
대국전판 / 280쪽 / 10,000원

우리 땅 우리 문화가 살아 숨쉬는 옛터　이형권 지음
우리나라에서 가장 가보고 싶은 역사의 현장 19곳을 선정, 그 터에 어린 조상의 숨결과 역사적 증언을 만날 수 있는 시간 제공. 맛있는 집, 찾아가는 길, 꼭 봐야할 유적지 등 핵심 내용 선별 수록.
대국전판 올컬러 / 208쪽 / 9,500원

아름다운 산사　이형권 지음
우리나라의 대표적인 산사를 찾아 계절 따라 산사가 주는 이미지, 산사가 안고 있는 역사적 의미를 되새겨 본다. 동시에 산사를 찾음으로써 생활에 찌든 현대인들이 삶의 활력을 되찾는 시간을 갖게 한다.
대국전판 올컬러 / 208쪽 / 9,500원

골프 100타 깨기　김준모 지음
읽고 따라 하기만 해도 100타를 깰 수 있는 골프의 전략 · 전술의 비법 공개. 뛰어난 골프 실력은 올바른 그립과 어드레스에서 비롯됨을 강조한 초보자를 위한 실전 골프 지침서.　4×6배판 변형 / 136쪽 / 10,000원

쉽고 즐겁게! 신나게! 배우는 재즈댄스　최재선 지음
몸치인 사람도 쉽게 따라 하고 배우는 재즈댄스 안내서. 이 책에 실려 있는 기본 동작을 익혀 재즈댄스를 하면 생활 속의 긴장과 스트레스를 털어버리고 활력을 되찾을 수 있으며, 다이어트 효과도 얻을 수 있다.
4×6배판 변형 / 200쪽 / 12,000원

맛과 멋이 있는 낭만의 카페　박성찬 지음
가족끼리, 연인끼리 추억을 만들고 행복한 시간을 보낼 수 있는 서울 근교의 카페를 엄선하여 소개. 카페에 대한 인상 및 기본 정보, 인근 볼거리 등도 함께 수록하여 손안의 인터넷 정보서가 될 수 있게 했다.
대국전판 올컬러 / 168쪽 / 9,900원

이지함 피부과 임하성 원장의
아름다운 몸, 건강한 몸을 위한 목욕 건강 30분

2004년 10월 15일 제1판 1쇄 발행

지은이/임하성
펴낸이/강선희
펴낸곳/가림출판사

등록/1992. 10. 6. 제4-191호
주소/서울시 광진구 구의동 57-71 부원빌딩 4층
대표전화/458-6451   팩스/458-6450
홈페이지 http://www.galim.co.kr
e-mail galim@galim.co.kr

값 9,500원

ⓒ 임하성, 2004

저자와의 협의하에 인지를 생략합니다.
무단 복제·전재를 절대 금합니다.

ISBN 89-7895-179-1 13510

가림출판사·가림M&B·가림Let's 의 홈페이지(http://www.galim.co.kr)에 들어오시면 가림출판사·가림M&B·가림Let's 의 신간도서 및 출간 예정 도서를 포함한 모든 책들을 만나실 수 있습니다.
온라인 서점을 통하여 직접 도서 구입도 하실 수 있으며 가림 홈페이지 내에서 전국 대형 서점들의 사이트에 링크하시어 종합 신간 안내 및 각종 도서 정보, 책과 관련된 문화 정보를 받아보실 수 있습니다.
또한 홈페이지 방문시 회원으로 가입하시면 신간 안내 자료를 보내드립니다.